儿科医生告诉你
如何让宝宝熟睡到天亮

[日]小山博史·著
班健·译

电子工业出版社
Publishing House of Electronics Industry
北京·BEIJING

小児科医が教える赤ちゃんが泣かずにぐっすり眠ってくれる方法
SHOUNIKAI GA OSHIERU AKACHAN GA NAKAZUNI GUSSURI NEMUTTEKURERU HOUHOU
Copyright ©2015 by Hirofumi Koyama
First published in Japan in 2015 by PHP Institute, Inc.
Simplified Chinese translation rights arranged with PHP Institute, Inc.
through CREEK & RIVER CO.,LTD. and CREEK & RIVER SHANGHAI CO., Ltd.

本书中文简体字版授予电子工业出版社独家出版发行。未经书面许可，不得以任何方式抄袭、复制或节录本书中的任何内容。

版权贸易合同登记号 图字：01-2017-0340

图书在版编目（CIP）数据

儿科医生告诉你：如何让宝宝熟睡到天亮 /（日）小山博史著；班健译. —北京：电子工业出版社，2018.1
ISBN 978-7-121-33114-5
Ⅰ. ①儿… Ⅱ. ①小… ②班… Ⅲ. ①婴幼儿—睡眠—基本知识 Ⅳ. ① R174
中国版本图书馆 CIP 数据核字 (2017) 第 288304 号

策划编辑：李文静
责任编辑：李文静
印　　刷：中国电影出版社印刷厂
装　　订：中国电影出版社印刷厂
出版发行：电子工业出版社
　　　　　北京市海淀区万寿路173信箱　　　　邮编：100036
开　　本：880×1230　1/32　　印张：4.75　　字数：152千字
版　　次：2018年1月第1版
印　　次：2018年1月第1次印刷
定　　价：39.90元

凡所购买电子工业出版社图书有缺损问题，请向购买书店调换。若书店售缺，请与本社发行部联系，联系及邮购电话：（010）88254888，88258888。
质量投诉请发邮件至zlts@phei.com.cn，盗版侵权举报请发邮件到：dbqq@phei.com.cn。
本书咨询联系方式：liwenjing@phei.com.cn。

前言

　　一无所知和略有了解有时会造成截然不同的结果。
　　因为一无所知所以毫无办法。如果事先有所了解就不会束手无策。我接触过很多意外事故的案例，经常会听到这样的说法。而且，如果这样的意外是发生在宝宝身上，那后果简直不敢想象……

　　很多时候都是父母不知道该怎么处理宝宝出现的状况而导致不幸的后果。大部分父母的理由都是："宝宝哭闹不停，我实在是忍受不了""我不想溺爱宝宝"。以前我听到这些，只会简单地以为这些不过是他们事后的借口而已。
　　但我在综合医院新生儿加护治疗室（NICU）工作期间，一对我很熟识的父母在宝宝出院后跟我讲的一段话让我震惊不已。
　　"宝宝哭闹不止，我都被逼疯了，抓狂的我竟把被子扔向宝宝。"那是一对深爱宝宝、性情温和的父母，所以他们的话让我感到格外震惊。
　　这绝不仅仅是少数人的问题。经过调查之后，我看到越来越多的父母因为宝宝的哭闹而感到不安，造成精神上的紧张。这才让我开始意识到他们太不了解"宝宝（孩子）为什么哭""怎样才能让宝宝停止哭闹"。从没有人告诉他们原因，也没有人告诉他们应该如何对待，这是一个很严峻的问题。

以前年轻的父母们一般都是和老人一起住。如果宝宝哭了，老人会告诉她的儿媳妇或是她的女儿"要这样做"。但现在越来越多的年轻人独立生活，造成家里很少有一起生活的老人。而且，现在有些问题连老人们都不知道该怎么办。

曾经老人们手把手地教给新手爸妈们该怎样安抚哭闹的宝宝，这些活生生的经验传授，用语言反倒很难说明白。因而，迄今为止几乎没有一本书从理论上告诉父母们"宝宝为什么哭""怎样才能让宝宝不再哭"。

宝宝为什么会哭呢？

首先，我希望大家了解宝宝哭闹的原因、原理，只有了解了这些，我们才能知道如何安抚宝宝的哭闹，改善宝宝的夜啼，保证宝宝有一个稳定的生活节奏，让宝宝愉悦地度过每一天。

"让宝宝不再哭的办法"有很多，但若能知道"宝宝为什么哭"，对症下药的话，将会事半功倍。

读完这本书，希望你能了解清楚宝宝哭闹的原因，并知道如何去安抚宝宝，"原来如此。所以以后应该这样做。"希望这本书能帮助爸爸妈妈宝宝们熟睡到天亮，消除紧张和不安，安然度过每一天。

目录

第 1 章　宝宝哭闹一定是有原因的

- 第 1 节　宝宝哭闹是很正常的 …… 10
- 第 2 节　宝宝因为"不舒适"而哭闹 …… 12
  - 通过"抱一抱"来判断宝宝是"精神上的不适"还是"身体上的不适" …… 13
  - 让"能给予宝宝安全感的人"抱抱宝宝 …… 14
  - 宝宝哭闹原因检测表 …… 16
- 第 3 节　"身体上的不适"会造成宝宝大声哭闹 …… 18
- 第 4 节　不同月龄·年龄的宝宝"精神上不适"的原因和安抚办法 …… 21
  - 宝宝哭闹原因一览表 …… 29
  - 小贴士　如何安抚月龄不满 3 个月的宝宝的哭闹 …… 30

第 2 章　关于宝宝的睡眠

- 第 1 节　宝宝在充分的睡眠中生长 …… 38
- 第 2 节　你了解宝宝的睡眠吗 …… 41
  - 整理记忆、学习的时间 …… 41
  - "快速眼动睡眠"和"非快速眼动睡眠" …… 43
  - 宝宝的浅睡眠 …… 44
- 第 3 节　吃夜奶的宝宝夜啼反而更厉害，这是为什么？！ …… 48
- 第 4 节　对宝宝来说，"熟睡"就是"连续睡 5 个小时" …… 51
- 第 5 节　培养宝宝的"睡眠力" …… 52
  - 大脑中的不平衡关系：大脑边缘系 vs 额叶 …… 52
  - 脑成长和宝宝的情形 …… 57

良好的生活节奏有助于培养宝宝的"睡眠力" ……… 61

小贴士 法国的育儿趣事 ……………………………… 63

第3章 什么叫"夜啼"

第1节 "夜啼"究竟是怎么回事 ………………………… 68
　　外国宝宝不会"夜啼"？ ……………………………… 70
第2节 宝宝夜啼的原因 ………………………………… 70
　　睡眠周期不稳定造成夜啼 …………………………… 71
　　情绪控制不稳定造成夜啼 …………………………… 72
第3节 安抚宝宝夜啼要对症下药 ……………………… 73
第4节 为什么宝宝有时候夜啼，有时候不呢 ………… 82
第5节 当你想哭的时候 ………………………………… 86
小贴士 宝宝白天过于兴奋也容易引发夜啼 …………… 90

第4章 让宝宝安睡的关键

第1节 "宝宝夜啼的原因"在出生后4个月前后应区别分析 … 94
第2节 首先要创造一个让宝宝容易安睡的环境 ……… 95
　　适用任何月龄·年龄　晚上的睡眠，光线是大忌 …… 96
　　适用任何月龄·年龄　室温不冷不热 ………………… 96
　　适用任何月龄·年龄　睡前排除"容易造成婴儿夜啼的隐患" …………………………………………………… 97
　　不满3个月　过于安静也睡不好？！ ………………102
　　10个月以后　做好"睡前准备" ……………………103
　　1岁以后　"一个人睡觉"并不可怕！ ………………105
第3节 培养"睡眠力"的关键1——调整生活节奏 ……109
　　调整生活节奏的关键❶　养成"早上起床，晚上睡觉"的习惯 ………………………………………………110
　　调整生活节奏的关键❷　看宝宝起床后的状态 ……112
　　调整生活节奏的关键❸　白天要在外面尽情玩耍 …112

- 调整生活节奏的窍门 ④ 白天睡觉的时间要固定……113
- 调整生活节奏的窍门 ⑤ 通过喂奶调整生活节奏……114

第 4 节　培养"睡眠力"的关键 2——保证大脑均衡发育……119

- 促进大脑发育的窍门 ① 目光交流、笑脸相对的亲肤育儿法……119
- 促进大脑发育的窍门 ② 宝宝一个人玩耍的时间也很重要……120
- 促进大脑发育的窍门 ③ 注意有些事情不要做……121
- 促进大脑发育的窍门 ④ 不要只是"你说给宝宝听"，而是要"享受和宝宝的交流"……122
- 促进大脑发育的窍门 ⑤ 学会忍耐也很重要……124
- 促进大脑发育的窍门 ⑥ 不要把宝宝交给电视、手机……124
- 促进大脑发育的窍门 ⑦ 支持宝宝"尝试新事物"……126

小贴士 宝宝在哭，为什么爸爸还不醒？……130

第 5 章　让爸爸妈妈今晚都睡个好觉

- 不需要每次都去安抚宝宝的哭闹……134
- 爸爸妈妈有时也会想哭吧……135
- 没有唯一"正确的育儿方法"……138
- 容易失败的育儿法……138
- 有时也需要偶尔"偷懒"一下……139
- 育儿有"抽身而退"的空间吗……140
- 放手让宝爸哄宝宝入睡……143
- 如果真的无计可施，也可以尝试服用中药调理……146
- 发育障碍和夜啼的关系……146

小贴士 产后抑郁？不要忽视这些危险信号……149

结束语 ……151

"哭是宝宝的天性"，相信大家都听说过这句话吧。可是，宝宝究竟为什么会哭呢？

　　宝宝哭意味着什么？

　　宝宝通过哭想向身边的爸爸妈妈表达什么呢？

　　如果大家了解了宝宝哭的原因和过程，即"哭闹"这件事情的"机制"，应该就会知道如何采取相应的对策。如果对此一无所知，就容易陷入一种不知所措的不安，尤其对于新手爸妈而言，这种不安和紧张会更加倍。

　　但如果大家了解了宝宝哭闹的原因，那安抚宝宝的方式方法会更灵活，心情也会更加轻松自如。

　　宝宝为什么哭？——了解宝宝成长的过程，首先就从探寻宝宝哭闹的原因开始吧。

第 1 章
宝宝哭闹一定是有原因的

第 1 节　宝宝哭闹是很正常的

当离开宛如摇篮般舒适的母体时，宝宝所处的环境就发生了 180 度的大转变。

当宝宝从妈妈腹中来到外面世界的那一瞬间，体外的空气一下子被吸入宝宝腹腔，伴随着呼吸，宝宝发出第一声呼喊。"哇——！"这清亮的第一声呼喊，也是宝宝的第一声哭声。

人类的宝宝不像其他生物的宝宝那样出生后很快就能站立和行走，但人类的宝宝出生后就会哭啼。"肚子饿了"或"身体不舒服"的时候，**宝宝通过哭啼来引起父母的注意。**

也就是说，哭啼对于人类的宝宝而言，是一项非常重要的"生存技能"。为了生存，宝宝需要父母的照顾。因而他们才会大声哭啼呼叫父母，引起父母的关注。

但宝宝的哭啼并非都基于这种"生存需要"。肚子并不饿，尿布也刚换过。但宝宝还是似乎有些不舒适，抽泣不已、哼哼唧唧……妈妈搞不清这是为什么，宝宝自己当然也不明白是怎么回事。

刚出生或是 2 个月月龄以内的婴儿，出现这种情况有时候可能是因为怀念待在妈妈腹中的感觉。出生后的环境和婴儿在出生前已经待了十个月的母体环境相比，天壤之别的改变让婴儿觉得惊诧不已，他们用哭啼来表达自己无所适从的不安心情。这时候，如果能为婴儿提供一个和妈妈腹中相似的环境，就能安抚他们不安的心情，婴儿就不会再哭闹了。

具体的办法会在后面的内容中详细介绍，随着宝宝月龄的增加，他们也在不断成长，他们哭闹的方式和理由也会发生变化。

一个关键节点就是出生后 4 个月的时候。和大脑尚未发达、还留恋妈妈摇篮般的子宫环境的前 3 个月相比，4 个月以后婴儿的大脑将会飞速发育。他们的自我意识（即认识自己的意识）开始萌芽，如果一个关注点让他们感到无聊，他们就会哭闹，或是要求得不到满足时也会哭闹。这时候他们哭闹的原因会更加复杂，从哭闹方式上也能看出他们的性格特点。

大多数时候，宝宝哭闹都是有原因的（当然，这其中有些时候我们搞不清楚宝宝哭闹的明确原因）。

如能了解宝宝在不同月龄和年龄的成长规律，了解由此造成的"宝宝哭闹的原因"，就能采取相应的安抚办法，就能在宝宝哭闹的时候体会到哭闹有时是宝宝"成长的证据"，从而积极正向地面对。

整日面对一个睡觉要哭、醒来也会哭的宝宝，的确是一件十分辛苦的事情。但**如果能了解宝宝哭闹的原因，知道哭**

闹并无大碍、无须担心的话，那宝爸宝妈的心情也会不一样了吧。

面对一个哭闹的婴儿，不要用语言，要揣摩他们的心情，理解他们的心情，并用行动表现出来。这是能心平气和养育宝宝、守护宝宝、给予宝宝力量的一种必备技能。这也是成为合格父母要做的非常重要的第一步。

第 2 节　宝宝因为"不舒适"而哭闹

刚才还在熟睡的宝宝，突然就哭了。明明刚才才喂过奶啊？是要换尿布了？先把宝宝抱起来吧。然后宝宝是立刻就不哭了呢？还是继续哭闹不停呢？

其实**通过抱一抱、摇一摇、晃一晃这些动作，我们一点点逐步弄清了宝宝哭泣的原因。**

肚子饿了、皮肤瘙痒、身体有些疼痛……总觉得有些不安、心情烦躁、有点孤单……热了、太亮了、太吵了……**宝宝哭，无非就是他们感到了某种"不舒适"。**

悲伤时、苦恼时、愤怒时、精神不稳定时，即便是大人，感受到痛苦时也会哭啼吧。

宝宝无法控制对事物的感受方式、表达方式，只会通过哭闹来表达。当宝宝哭闹时，一定是有某些让他们感到"不舒适"的原因，下面我们就来看一下这些原因是什么。

让宝宝感到不舒适的原因，大体上分为两类。

通过"抱一抱"来判断宝宝是"精神上的不适"还是"身体上的不适"

让宝宝哭啼的"不适感"可以分为由精神上的原因造成的"精神上的不适"以及由身体原因造成的"身体上的不适"两大类。通过"抱一抱"就能加以区分。

抱起宝宝轻轻摇晃一下，或是抱着宝宝走一走，若宝宝基本上不再哭了，就说明哭啼主要是因为"精神上的不适"。这种原因的哭啼，只要抱一会儿宝宝，他的情绪就能稳定下来，停止哭啼。

而由"身体上的不适"造成的哭啼，即便抱着宝宝哄一哄，宝宝也仍会哭个不停，这时候就需要我们尽快查找原因。若是因为疼痛、瘙痒或其他不适引起的哭闹，就需要尽快去医院诊治。

当然，有时候"精神上的不适"和"身体上的不适"这两种原因可能会同时存在而无法加以明确区分。即便宝宝哭个不停，**宝爸宝妈们也不要慌张，深呼吸一下，耐心仔细查**

看宝宝的情况。

让"能给予宝宝安全感的人"抱抱宝宝

有时宝宝身体上并无不适，我们也想不出有什么原因，但宝宝就是哭个不停。尤其是宝宝在过了5～6月月龄的"认生时期"，只有得到"能给予宝宝安全感的人"哄一哄，抱一抱，宝宝才会止住哭闹。陌生人抱他们，只会让他们感到不喜欢，产生"精神上的不适"。

即便是宝宝身边的人，如果是一个不经常照顾宝宝、较少参与育儿活动的人抱他们，也容易引起宝宝大哭。这是因为抱的方法如果让宝宝感到不舒服，或抱的感觉太僵硬，都会让宝宝感到不安全（精神上的不适），身体上感到僵硬不舒适（身体上的不适）。这就是同时存在刚才所讲的"精神上的不适"和"身体上的不适"的例子。

对于宝宝而言，来自无法让他们感到安全感的人的抱抱，这本身就会造成他们身体上和精神上的

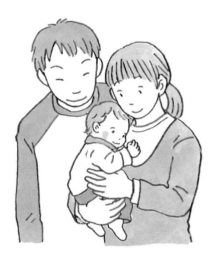

让"能给予宝宝安全感的人"抱一抱宝宝。

双重"不舒适"。因此，要想搞清楚过了认生时期之后的宝宝哭闹的原因，可以通过让宝爸宝妈这些"能给予宝宝安全感的人"抱一抱来判断。

宝宝哭闹原因检测表

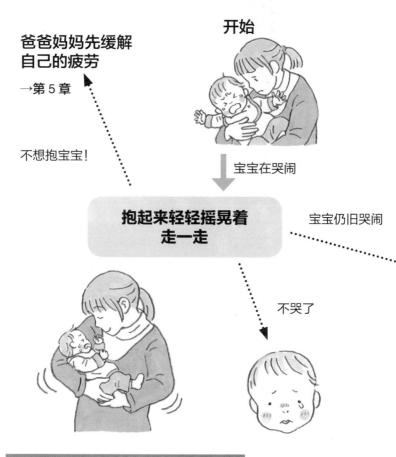

爸爸妈妈先缓解自己的疲劳

→第 5 章

不想抱宝宝！

开始

宝宝在哭闹

抱起来轻轻摇晃着走一走

宝宝仍旧哭闹

不哭了

可能是由于"精神上的不适"

可能有什么原因让宝宝感到不安或孤寂。可以多抱宝宝一会儿或是在光线比较暗的卧室观察 15 ～ 30 分钟宝宝睡觉的情形。

> 宝宝虽然不哭了,但就是不睡……有没有这种时候呢?

生活习惯
☐ 早上八点之后仍不醒
☐ 宝宝白天的午休时间不固定
☐ 只在家里活动,不出门

睡觉的习惯
☐ 开着灯睡觉
☐ 睡觉时不会发出声响
☐ 不开空调

脑的发育
☐ 月龄 4 个月以上、2 岁以下
☐ 电视一直开着
☐ 批评比表扬多

→如果有符合的项目,请参考如何为宝宝创造舒适睡眠环境一章(第 4 章)

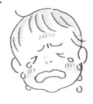

可能是因为"身体上的不适"

可能是热了、冷了、肚子饿了等身体上的原因造成宝宝哭闹。参考下面的条目,分析原因,解决问题。如果没有符合的内容,那可能是因为"精神上的不适"。

☐ 宝宝是不是出汗、发冷
☐ 宝宝是不是饿了
☐ 宝宝是不是尿了、拉了
☐ 有没有被蚊虫叮咬或有没有湿疹
☐ 宝宝有没有打嗝
☐ 宝宝体温是不是突然高了

如果宝宝一直哭闹不止,需及时带宝宝就医,请儿科医生诊断。

第3节 "身体上的不适"会造成宝宝大声哭闹

仔细聆听区分一下,爸爸妈妈应该能注意到宝宝每次哭闹的方式和哭声的大小都会不一样。

当宝宝感到"身体上不适"时,哭声最大。因为饥饿、疼痛这些原因事关他们的生存,是必须要得到解决的事情,说这些是事关宝宝"死活"的大问题也不为过。因此,当宝宝感到"身体上的不适"时,无法用语言表达的他们就用最大声的哭闹来告知爸爸妈妈。

以下是我们能想到的造成宝宝产生"身体上不适"的原因。这些原因无关宝宝的发育阶段,在其整个年龄段都可能存在。

肚子饿了

上一次给宝宝喂奶或是冲奶是什么时候?
上次宝宝喝了多少的量?
→根据情况给宝宝喂奶。

热了或冷了

宝宝是不是出汗太多？

冬天的话，宝宝是不是发抖？

→夏天的室温最好保持在25℃左右。冬天保持在20～25℃。

尿布该换了

看一看是不是该换尿布了？

→和布尿片相比，纸尿布即使脏了宝宝也不太容易觉得不舒适，即便宝宝不哭闹，也要经常检查一下尿布。

感到疼痛

除了便秘、不打嗝会引发腹痛，胳膊肘脱臼、骨折也会疼痛。宝宝无法用语言表达他们的疼痛，所以宝爸宝妈们要格外留心。

→去医疗机构诊治。

瘙痒

有没有很严重的湿疹,或是宝宝有没有被蚊虫叮咬的痕迹?

有时候湿疹或是被叮咬的痛痒也会造成宝宝哭闹。

→**去医疗机构诊治。**

发烧了

感冒之初或是其他疾病引起宝宝发烧之前,哭闹就是"前兆"之一。

① 发烧了?
② 有没有吐奶,或是喝的奶量减少了?
③ 大便的情况怎么样?
④ 脸色或唇色有什么变化吗?

→**去医疗机构诊治。**

其他的原因

鼻腔轻度堵塞的话,抱一抱宝宝,很多时候宝宝就会不再哭闹。但若是出现用口腔呼吸或是打鼾等慢性鼻炎症状的话,宝宝就容易睡眠浅或是夜晚哭闹。

这就必须要由儿科医生来判断,所以当感觉宝宝情况不太正常的时候,就需要寻求专业医生的帮助。

第 4 节　不同月龄·年龄的宝宝"精神上不适"的原因和安抚办法

爸爸妈妈抱一抱，宝宝就能很快不再哭闹，情绪稳定下来的话，这就是由不安、孤单等"精神上的不适"引起的哭闹。

很多人会觉得"不就是个刚出生的孩子吗？""他们大脑、身心都还没发育，怎么会有这么多感情感受？"但出生不久的婴儿也会因为精神原因而哭闹这一点已经是医学界普遍认同的事实。

"精神上的不适"简单来说就是"心情上的不高兴"，宝宝也是有这种情况的。

下面介绍宝宝在不同月龄·年龄，引发其哭闹的"精神上的不适"的原因及其对应的安抚办法。家长要尽量消除造成宝宝感觉不舒适的原因，并让他们感到情感上的愉悦。只有这样，才能掌握安抚宝宝使之不再哭闹的有效办法。

0～2个月　留恋妈妈腹中的环境

原因

这个时期的婴儿还未适应自己已经待了十个月的母体腹中内部环境和脱离母体后的外部环境的区别。因为不适应，他们才会哭闹。

安抚方法

子宫内安静、昏暗，胎儿在其中能听到妈妈的心跳声，胎儿的身体完全被子宫壁包裹，在羊水中摇来晃去。

这一时期安抚婴儿的办法重点在于再现类似母体的环境。

- ◆ 让宝宝侧身躺或是趴着，注意保持他们的呼吸顺畅，或轻柔抱起他们。
- ◆ 使用有心跳声响的安抚玩具。
- ◆ 使用能把宝宝全身包裹起来的婴儿包被、四周有围挡的婴儿床。
- ◆ 轻柔、缓慢地摇晃婴儿。

1~4个月　婴儿渴望更多的抱抱

原因

一抱就停止哭闹的宝宝,可能是产生了"抱抱依赖"。

安抚方法

这也是不适应母体腹中环境和体外环境不同的"环境不适应"的表现之一。胎儿在羊水中处于摇晃不定的状态,被人抱起来会让婴儿感到安全。

但是若一直抱着婴儿,爸爸妈妈都会疲惫吃不消。所以即便是抱起婴儿,也不要持续抱太长时间,抱一会儿等婴儿安稳下来不哭了再放下,可以多次重复这一过程。这样可以锻炼宝宝逐渐摆脱对大人怀抱的过度依赖。

2个月~2岁 睡眠不好

原因

这就是所谓的睡眠困难症。入睡时和睡醒后，虽然有困意但睡不着，处于半清醒状态。精神上身体上都感到不舒服，所以宝宝才会哭闹。

安抚方法

若是入睡难，可以抱起宝宝轻轻拍拍他，或是将宝宝放在摇篮中，或使用安抚奶嘴，宝宝自然会入睡。

如果宝宝入睡困难的情况十分严重，哭闹得厉害，可以在光线比较暗、比较安静的房间安抚他一会儿，如果宝宝还无法入睡，那就先不管他，观察30分钟再说也可以。

若是起床气大，可以打开窗帘，增加房间的亮度，告诉宝宝该起床了。

3个月~2岁 黑白颠倒

原因

睡眠周期混乱，导致宝宝黑夜白天颠倒。半夜宝宝醒来，周围一片黑暗安静，而且妈妈又不在自己身边，所以宝宝才会哭闹。半夜里眼睛滴溜溜转，精神头十足的宝宝格外容易哭闹。

安抚方法

后面的第4章将会详细介绍具体的安抚方法，概括来讲就是全家人都要做到早睡早起、按时吃早餐。早晨和白天要保持房间明亮，晚上光线要暗一些。全家人一起养成良好的生活作息习惯。

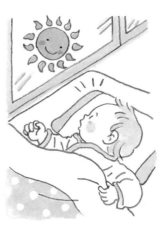

全家人一起养成良好的生活作息习惯。

4个月以后　最讨厌无聊无趣

原因

出生4个月以后，宝宝开始产生自我意识，记忆力也开始建立，所以会更多地想要新事物新信息的刺激。尤其是那些看到新事物就不再哭闹的宝宝更属于这种情况。通过简单的办法（照镜子、吹吹他们的小手小脚等）能暂时安抚他们的哭闹，但当宝宝习惯了某种安抚方式，他们会再次开始哭闹。

安抚方法

月龄在4个月以上的宝宝，开始对各种各样的事情感兴趣，会希望得到更多的新鲜刺激，所以对他们的安抚方法也要多样化。

如果爸妈不给予宝宝互动安抚，或过度依赖电视、智能手机和游戏这些单调的办法去安抚宝宝，将会造成宝宝的社会技能（语言表达和交际能力）发育迟缓，额叶血流不足，宝宝将来也可能会缺乏耐心。

4个月~4岁左右　无法自如控制情绪

原因

这种情况多出现在宝宝不高兴、哭闹不止时。和支配感情表达的大脑边缘介质相比,控制情感的额叶发育得要晚一些。这种平衡的失调,就会造成宝宝情绪不稳定,也容易导致宝宝夜里哭闹、睡眠出现问题。

安抚方法

不要依赖电视和游戏,看着宝宝的眼睛和他们交流,刺激宝宝额叶血流量的增加,促进额叶的发育。

减少对宝宝"过度刺激性体验"的活动,代之以按摩抚触等,减少对大脑边缘系的刺激也是非常重要的。

第2章将会对此方法详细加以介绍。

2岁以后　睡眠时伴随症（夜惊症）

原因

宝宝半夜突然睁开眼睛，惊恐不已、大哭大闹、发出奇怪的声音、浑浑噩噩地行走。而且，宝宝醒来后对此毫无记忆。这是由于脑细胞的兴奋状态引发的，称为"睡眠时伴随症"，俗称"夜惊症"。

安抚方法

大部分是不需要治疗的，一般认为这种情况随着宝宝的成长会自行消失（在5岁之前）。注意将危险的地方事先遮挡一下，保证宝宝不受到伤害就好。

但如果宝宝的夜惊症发生得比较频繁，或症状较为严重，就需要做脑波检测，看看有没有癫痫的倾向。

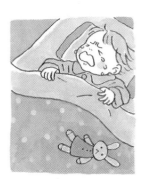

夜惊症一般在5岁左右就能好。

宝宝哭闹原因一览表

宝宝哭闹必是感到了某种不舒适。这时首先要查找原因，可以参照 16 ~ 17 页的对照表。"精神上的不适"根据宝宝的月龄·年龄大致可以推断出来，而"身体上的不适"一般有几种常见的原因。

● **精神上的不适**

月龄·年龄	可能的原因
0 ~ 2 个月	不习惯母体外的世界
1 ~ 4 个月	离开大人的怀抱会感到不安
2 个月 ~ 2 岁左右	入睡困难症
3 个月 ~ 2 岁左右	睡眠不规律
4 个月以后	不喜欢无趣，一旦无趣就会哭闹
4 个月 ~ 4 岁左右	无法很好地控制情绪
2 岁以后	有可能是睡眠时伴随症（夜惊症）

＊夜惊症：睡眠时突然惊醒，出现惊恐不已、发出怪声、哭啼等症状

● **身体上的不适**

月龄·年龄	可能的原因
整个年龄段	肚子饿
	热得出汗、冷得发抖
	尿布让宝宝感到不舒适
	便秘、打不出嗝造成的腹痛
	被蚊虫叮咬或严重的湿疹造成的瘙痒、疼痛
	感冒前兆或感冒症状
	慢性鼻腔堵塞

小 贴 士

如何安抚月龄不满 3 个月的宝宝的哭闹

刚出生的婴儿瘦小无力，无法表达自己的需求。有时他们会不分昼夜地哭闹，这让宝爸宝妈们苦恼不已，其实这都是因为大人不了解其中的缘由。

美国小儿科医生、著名的育儿专家——Harvey Karp 告诉了我们如何安抚出生不满 3 个月的宝宝的哭闹。

对于这个月龄的宝宝，安抚的关键是模拟重现子宫的环境。

婴儿因为离开母体的胎内环境，外面的环境让他们感到无所适从，所以才会哭闹。对于这样的婴儿，可以采用模拟重现母体内环境的办法，帮助他们建立安全感，从而不再哭闹。

超过 4 个月的婴儿，已经产生了自我意识，记忆力也逐步发展，因而单纯重复同一种安抚方法，可能仍无法解决哭闹的问题。而对于不满 3 个月的婴儿的哭闹，请一定尝试以下的办法。几种方法叠加使用，可能会更有效。

① **用包被把婴儿包裹起来**

- 能重现身体完全贴合子宫壁的感觉。
- 重点是要保持婴儿双臂伸直,沿着婴儿的身体进行包裹。"手不能动",这和在妈妈腹中的感觉一样,能带给婴儿安全感。
- 不要绑住婴儿的双脚,要让他们的双脚能自由活动(下半身包裹过紧,容易造成婴儿髋关节脱臼)。

如何使用包被

1 让宝宝躺在对折一角的浴巾上。

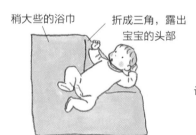

稍大些的浴巾

折成三角,露出宝宝的头部

2 抓住浴巾左侧一角缠绕包裹住宝宝。

让宝宝双腿伸直,沿着宝宝的身体包裹严实

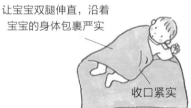

收口紧实

3 抓住宝宝右腿一侧的浴巾，塞在宝宝左侧腋下。

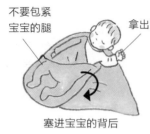

4 抓住宝宝左肩一侧的浴巾，同样包裹住宝宝的身体

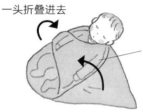

5 拿起宝宝左脚一侧余出来的浴巾一头，缠绕宝宝的上半身

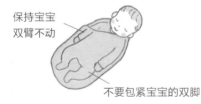

- ◆ 宝宝双臂要伸直
- ◆ 包裹时注意不要让宝宝感到呼吸困难
- ◆ 不要包紧宝宝的双脚

② **让宝宝侧卧或俯卧**

- 几百万年前的人类祖先是在母亲的怀抱中度过婴儿时期的。那个时期的记忆被保存了下来，因而侧卧或俯卧会让人感到安全。仰卧会让人产生从妈妈怀中掉落下去的错觉，失去安全感（只是俯卧睡姿容易造成婴幼儿猝死（SIDS），所以在婴儿俯卧睡着后，应轻轻地把他们调整成仰卧睡姿）。

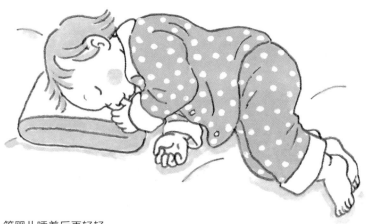

等婴儿睡着后再轻轻帮他调整为仰卧睡姿。

③ **慢慢、轻轻地摇晃婴儿**

- 对于在母体中被羊水包围,并随着羊水摇摇晃晃的婴儿而言,不会摇晃的婴儿床反倒让他们感到不自然。
- 灵活使用婴儿背带或是可以自动摇晃的婴儿车,再现摇晃的环境(可摇晃的婴儿车似乎效果更持久些)。

④ **使用奶嘴**

- 任何东西婴儿都想要放入口中吸吸看,奶嘴对于婴儿的这种"吮吸反射"具有"安抚效果"。

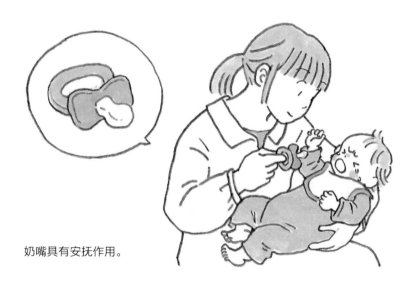

奶嘴具有安抚作用。

- 胎儿在母体中会经常吮吸手指，吮吸能带给婴儿安全感。

⑤ **播放"白噪音"给婴儿听**

- 白噪音是婴儿在母体时一直在听的妈妈血液流动的声音。
- 口中发出的"嘘"的声音、电视或收音机里的声音（类似沙尘暴的声音）、吹风机发出的声音等，注意音量不要太大。
- 对于大人而言，这些都是杂音噪音，但对于婴儿而言，这些却是能让他们感到安全的声音。

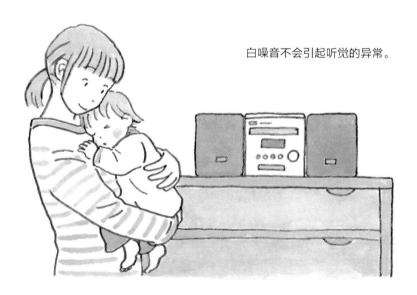

白噪音不会引起听觉的异常。

和上一章讲的"哭闹"一样,"睡觉"也是婴儿非常重要的生活内容。大人一天中有三分之一的时间在睡觉,**而一岁的婴儿一天中有一半多的时间在睡觉;刚出生的婴儿,一天中大约有三分之二的时间在睡眠中度过。**

一天中三分之二的时间在睡觉——也就是说只有三分之一的时间婴儿是清醒的,即只有 8 小时。听起来婴儿好像清醒的时间挺长的。原以为宝宝应该需要更多的睡眠时间呢……我家的宝宝是不是睡得太多了……很多爸妈都会有这样或那样的疑虑吧。

这里想提醒大家注意的是,婴儿的睡眠和大人的不同,他们的睡眠周期短。"睡一会儿醒一会儿",周期短,交替快。婴儿不像大人那样从晚上一直睡到早上、连续睡 8 个小时那样完整的睡眠。关于大人的睡眠,我们已经基本了解了,但关于婴儿的睡眠,现在还有不少未解之谜。

在这一章里,我将介绍婴儿和大人睡眠的不同、婴儿睡眠的特点。不能以大人的标准来判断处于成长中的婴儿的睡眠,那么婴儿的睡眠究竟是什么样的呢?

第2章
关于宝宝的睡眠

第 1 节　宝宝在充分的睡眠中生长

虽然并不是每个婴儿都一样，但刚出生的婴儿平均每天的睡眠时间为 16～18 小时。有的婴儿的睡眠时间甚至会达到 20 个小时。

也就是说，对于新生儿来说，一天中的大部分时间都是在睡眠中度过的。这一时期的新生儿还没有白天黑夜的区分，他们每天的生活就是睡觉、吃奶、换尿布的反复循环。肚子饿了，他们会哭闹，但每次吃奶也吃不了多少。白天还好，到了晚上妈妈要醒好几次喂奶，就会很辛苦。

一段时间之后，等宝宝逐渐能区分白昼和黑夜，晚上睡眠的时间会长一些，相应地白天清醒的时间也会长一些。这样宝宝和爸爸妈妈、哥哥姐姐们玩耍的时间也就多了，能更多地跟着家人外出散步、一起晒太阳，这些活动也会促进婴儿的生长发育。

另一方面，白天的这些活动，会让宝宝感到适度疲劳，也能促进宝宝夜晚安睡。

我们常说"爱睡觉的宝宝长得快"，也就是说睡眠对宝宝的成长发挥着不可或缺的作用。大家都知道睡眠能促进生长荷尔蒙的分泌，除此以外，睡眠还能巩固人体对身体运动方式和语言的记忆。

保证充足的睡眠时间对于婴儿而言是十分重要的。婴儿一天中的大部分时间都是在睡眠中度过的，随着他的成长、体力的增加，一天中的睡眠时间也会逐渐减少。虽然每个婴儿的情况不尽相同，但基本上从出生到1岁仅一年的时间，婴儿每天的睡眠时间就减少了3～4个小时。

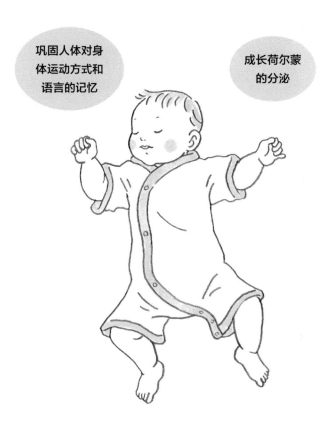

巩固人体对身体运动方式和语言的记忆

成长荷尔蒙的分泌

● **不同月龄·年龄段的每日睡眠时间标准**

月龄·年龄	每日睡眠时间
0 个月	16 ~ 18 小时
1 ~ 3 个月	15 ~ 16 小时
4 ~ 12 个月	14 ~ 15 小时
1 岁	13 ~ 14 小时
2 岁	13 小时
3 岁	12 小时

睡眠时间的长短可谓是"婴儿发育速度的表现",尤其重要的是我们**能根据婴儿的生长情况把握其睡眠时间**。上面表格中所介绍的不同月龄·年龄段的睡眠时间就是其中的一个标准。睡眠的质量和时间很大程度上受到婴儿个体差异的影响,所以不要担心"睡得这么少"或"是不是睡得太多了",最好和前面的标准对照着来看。只要婴儿睡时安然,醒时不哭闹就好。

另外,上面所说的每日睡眠时间不是仅指婴儿晚上的睡眠,而是包含了白天午睡在内的总计时间。

即便婴儿晚上能连续睡几个小时,在婴幼儿时期,午休也是必需的。只是如果让体力已有一定程度发展的 4 个月左右的婴儿和刚出生时睡相同时间午觉的话,那到了晚上他们会没有困意,无法入睡。这时就需要缩短白天午睡的时间,减少白天睡觉的次数。但同时也要注意避免婴儿睡眠不足。

第 2 节　你了解宝宝的睡眠吗

如果我们长时间不睡觉或是睡眠不足，会感觉非常想睡觉，这是因为长时间工作的大脑需要得到休息。一天 24 小时，我们早晨起床、白天活动、晚上睡觉，这就是我们体内的生物钟，每一次的睡眠我们都会将时间重置归零。

睡眠使我们的体力精力得到恢复，以便应对新一天的工作和生活。睡觉时我们若感到危险会睁开眼睛醒来，如果遇到第二天有重要的事情会时刻惦记着，这时我们会睡不沉，容易失眠……即使如此，体力精力也会得到一定程度的恢复。

除此以外，睡眠还具有强化免疫细胞的功能、预防抑郁倾向、强化记忆、促进成长荷尔蒙的分泌、促进我们身心健康等多种功能。

婴儿的睡眠基本上也具有这些功能。只是婴儿的大脑机能、身体、情绪都还在发育中。即便和大人的睡眠功能一样，但其表现方式也会有很大的不同。

整理记忆、学习的时间

我们在睡眠中回忆一天发生的事情，当天出现的新的体验作为新的记忆被储存下来，这个过程在婴儿的睡眠中也会有。

对于婴儿而言，他们在清醒时感受的经历全都是新鲜的事物。要回忆整理这些庞大的信息，一定是需要更多时间的。

人的睡眠分为"快速眼动睡眠"和"非快速眼动睡眠"两种类型，在一次睡眠过程中这两种类型交替出现。

"快速眼动睡眠"是指身体睡着了但大脑还清醒的状态。眼睑下眼珠滴溜溜地转动、微笑、做梦都是这种状态的表现。

"非快速眼动睡眠"是指身体没睡但大脑已经进入睡眠的状态。打鼾、翻来覆去，这种状态下其实人已经熟睡。

两种睡眠的区别不仅仅在于睡眠状态的不同。它们的作用也不同——快速眼动睡眠能记忆身体的运动方式，非快速眼动睡眠能巩固对语言等的记忆。比起大人还要记忆更多信息的婴儿在睡眠过程中不断地成长。

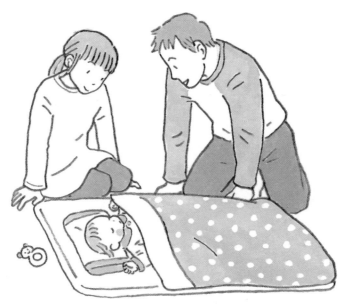

快速眼动睡眠和非快速眼动睡眠的作用各不相同。

"快速眼动睡眠"和"非快速眼动睡眠"

快速眼动睡眠和非快速眼动睡眠都是和记忆密切相关的睡眠状态。一个人晚上的睡眠中，大人有约80%～85%都处于非快速眼动睡眠状态。对于忙碌了一天的大人而言，睡眠的主要目的就是要在沉睡中消除身心的疲惫。

与此相比，婴儿和儿童的睡眠中，快速眼动睡眠的比例更高一些。刚出生时，快速眼动睡眠和非快速眼动睡眠的比例大约各占一半。随着婴儿的成长发育，快速眼动睡眠逐渐减少，到2～3岁时大约占到25%，基本上能够熟睡。

刚才我们说过快速眼动睡眠时，"大脑处于清醒的状态"。在这一状态下大脑能够记忆身体的运动方式，会做梦，这时候的睡眠是浅睡眠。一点声响宝宝就会被惊醒，有时候也会造成夜啼。

但是快速眼动睡眠是整理记忆不可或缺的非常重要的时间。大脑里掌管情感的"扁桃体"和负责短时间记忆的"海马体"，在快速眼动睡眠期都异常活跃。回忆一天中发生的事情、高兴的或是悲伤的情感，同时在大脑中再现，并被整理记忆。长时间的快速眼动睡眠期间，婴儿的大脑或许会将一天中经历的众多事情一一区分为"应该被记住的新信息"和"可以遗忘的事情"吧。

● **不同月龄·年龄的快速眼动睡眠和非快速眼动睡眠的比例**

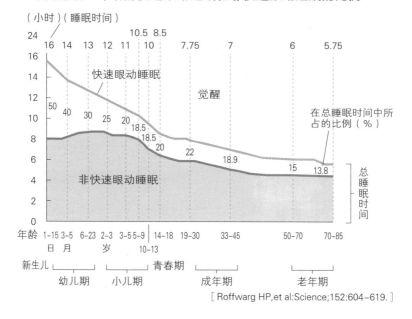

[Roffwarg HP,et al:Science;152:604-619.]

宝宝的浅睡眠

大人和婴儿的睡眠有几点明显的不同。

- **婴儿的睡眠时间长。**
- **婴儿睡眠的时间早。**

→不管宝宝睡了多长时间的午觉，为了保证宝宝有充足的睡眠时间，晚上还是应该让宝宝早睡觉。

- **婴儿的快速眼动睡眠时间比例高。**

→这个我们刚才谈过了。刚出生的婴儿，一天中约有 8 个小时处于快速眼动睡眠状态。

- **婴儿的睡眠周期短。**

→婴儿夜里一般要醒好几次。

睡眠也是有规律的，非快速眼动睡眠和快速眼动睡眠交替出现。人睡着后，首先进入深度睡眠（非快速眼动睡眠），然后是浅度睡眠（快速眼动睡眠）。其交替周期，成人约为 90 分钟。快速眼动睡眠基本上一次持续 5 ~ 20 分钟。

与此相对，婴儿的睡眠周期非常短，新生儿的睡眠周期约为 40 分钟，1 岁左右的时候也只不过是 60 分钟左右。5 岁之后才能保持和成人一样的 90 分钟周期。

也就是说，**婴儿总是醒来哭闹是因为他们快速眼动睡眠比例高，睡眠浅。**轻微的响声也容易惊醒婴儿，这时如果他们又感到肚子饿了，或是尿布湿了，婴儿就会通过哭声表现出来。不过，他们每次醒来未必都会哭，只要没有让他们感到不舒服或是不安的事情，他们会很快再次进入睡眠状态。

希望宝爸宝妈们能了解婴儿的睡眠周期和成人的不同，随着婴儿的成长他们的睡眠周期会逐渐接近成人。

● 爸爸妈妈的睡眠周期

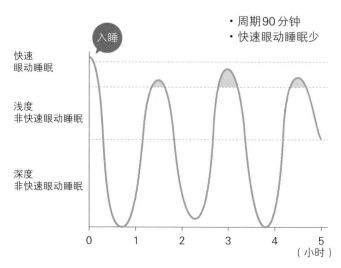

● 婴儿（新生儿）的睡眠周期

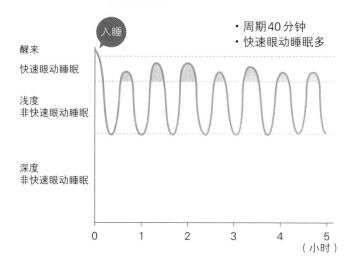

● **睡眠清醒规律的发展（——表示睡眠中）**

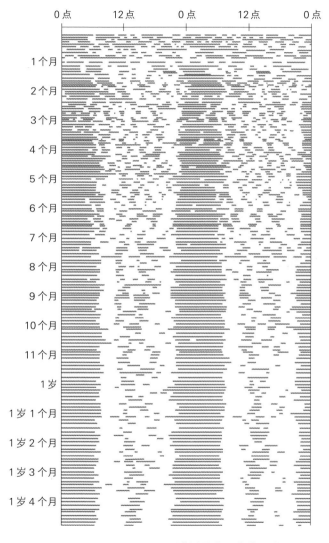

濑川昌也：小儿医学 1987

第 3 节 吃夜奶的宝宝夜啼反而更厉害，这是为什么？！

是不是很多宝爸宝妈躺在宝宝身边，拍着宝宝哄睡，结果自己也睡着了？

对于那些哼哼唧唧或是因精力过剩而不肯入睡的宝宝，和宝宝一起躺着"陪伴入睡"是哄睡的一个办法。爸爸妈妈躺在自己身边，宝宝会很有安全感，宝宝入睡时不会哭闹也会让宝爸宝妈们觉得轻松不少。最重要的是看着宝宝恬然入睡的模样，爸爸妈妈们的心情也是无比欣慰的吧。

陪睡的确有一定的效果，但提醒大家注意不要陪睡时还喂奶。

有些妈妈陪睡时只要宝宝一哼唧，就想要给宝宝喂奶。但如果这已经形成习惯，陪睡时不喂奶的话宝宝就不会入睡，那就需要认真对待了。

喂奶和亲子之间的肌肤接触对于宝宝而言具有镇定作用。陪睡时喂奶，对于宝宝和宝妈而言都是简单有效的"平静心情的方法"。

因为只有妈妈可以陪睡时喂奶，所以宝宝一旦过度依赖，就容易造成宝宝不接受其他人的陪睡或是其他的陪睡方式。但在有了弟弟妹妹或他们生病需要照顾时，妈妈就无法继续喂奶陪睡，只能拜托爸爸或是爷爷奶奶哄睡。而习惯了妈妈

● **减少夜奶小贴士**

> ● 宝宝饿醒时,在其完全醒来后再喂奶。
> ● 不要宝宝一哭就喂奶,看看是不是有其他原因。
> ● 不要让宝宝养成在妈妈怀中睡觉的习惯。
>
> 如果宝宝迷迷糊糊要睡着:
>
> ◆ 宝宝吮吸力不那么强的话,妈妈可拔出乳头,改为让宝宝吸食手指。如果宝宝哭闹的话,可再喂一次奶。
> ◆ 当宝宝迷迷糊糊将要入睡时,把他们放在床上,拍拍被子或是轻抚其额头哄睡(陪睡也可以,但不要抱着哄睡)。

喂奶陪睡的宝宝,此时就会哭闹不休,难以入睡。为了避免出现这样的棘手情况,最好还是注意不要让宝宝养成只有在妈妈喂奶陪伴下才能入睡的习惯,要让宝宝适应不同的入睡方式。

与其说是喂奶造成宝宝夜啼增多,倒不如说是不喂奶或是无法喂奶时大人无法安抚宝宝的哭啼。

另一方面,的确有调查数据显示"喂奶陪睡夜里反倒哭闹次数多了"。这可以理解为一是因为大人觉得"宝宝夜里爱哭所以要陪着一起睡",二是宝宝形成了"不陪睡就睡不着"的认知。所以这似乎也未必就说明陪睡本身是造成夜啼的直接原因。

但放弃陪睡或夜奶,会间接造成宝宝夜里不能安睡或哭闹。即便宝宝夜里醒了,只要没有让他感到不舒适的事情,他自己会再次进入睡眠。若考虑换由别的家人哄宝宝入睡,或是妈妈除了喂奶时间以外晚上还要被吵醒好几次而造成妈妈睡眠不足的话,那就可以循序渐进地减少喂夜奶的次数。

若妈妈没有感到特别的疲劳或是不方便的话,那也没必要强行取消夜奶。很多宝宝都是在长齐牙齿之后,自然就不会再需要妈妈陪睡或吃夜奶。

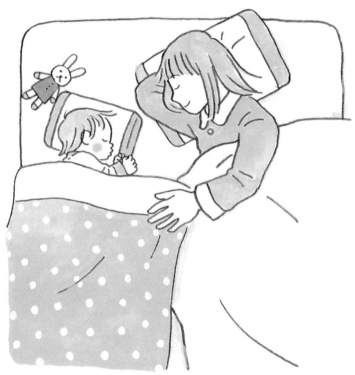

陪睡或吃夜奶都会随着宝宝的成长而逐渐变得不再需要。

第 4 节　对宝宝来说，"熟睡"就是"连续睡 5 个小时"

宝宝的睡眠周期短，和大人相比快速眼动睡眠次数多，很多时候都处于浅度睡眠状态。看起来他们睡得香甜，但只要有一丁点儿动静，他们就容易被惊醒。

尤其是在月龄小的时候，宝宝每次睡不了太长时间，一晚上要醒好几次。随着宝宝的成长，他们的体力也逐渐增长，如果我们注意锻炼宝宝睡眠的能力，也就是"睡眠力"，宝宝每次睡眠的时间就会逐渐增长。

宝宝若能一晚上连续睡 5 个小时就已经很不错了。就像大人如果睡 8 个小时会觉得"睡了个好觉"一样，宝宝如果连续睡 5 个小时的话，那就是他们的"熟睡"。

可是，如果宝宝晚上 9 点入睡，睡 5 个小时就意味着夜里 2 点他们就要醒了。但爸爸妈妈此时一定不会陪着宝宝醒过来，微笑着对宝宝说"早上好"吧。

这是不是说可以让宝宝晚点睡，至少可以让他们清晨才醒来呢？——有人可能会这样以为，但事实上宝宝睡得越晚夜里醒来的次数反而会越多。

宝宝 2 个月大时开始形成 24 小时的睡眠周期，晚上 8 点左右入睡的话，宝宝的睡眠时间最长。因此，最晚也要在晚上 9 点之前让宝宝入睡。

成长荷尔蒙以及形成宝宝区分昼夜的"睡眠力"的荷尔蒙，都是在睡眠中分泌的。为了促进大脑的发育、体内生物钟的形成、良好睡眠习惯的养成，都要让宝宝养成晚上早早睡觉、早晨早早起床的习惯。

晚上很晚才睡的话容易打乱睡眠的节奏，造成无法深度睡眠。要养成早睡的习惯，尽可能保证宝宝睡眠的时间长度。良好的生活习惯是健康睡眠和健康成长的基础。

第 5 节　培养宝宝的"睡眠力"

大脑中的不平衡关系：大脑边缘系 vs 额叶

宝宝还在妈妈肚子里的胎儿时期，大脑就已经得到了很大程度的发展，但并没有发育完整，直到出生时，大脑仍处于未发育成熟的状态。但出生以后的大脑发育速度之快让人瞠目结舌。前面我们说过大脑有这样一种功能，宝宝在睡眠

● 大脑边缘系和额叶

额叶和扁桃体

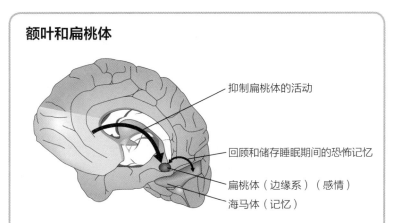

- 抑制扁桃体的活动
- 回顾和储存睡眠期间的恐怖记忆
- 扁桃体（边缘系）（感情）
- 海马体（记忆）

大脑边缘系
→掌管欲望·欲求
　就像一个精力充沛的孩子

大脑新皮层的一部分，是扁桃体、海马体和旁侧回路的总称。掌管愤怒、不安、欢喜等情感和"想要这个东西""想做那件事"等的欲求和欲望。这一部分在宝宝出生后 4 个月左右开始快速发育，并随着宝宝自我意识的萌芽，宝宝开始能表达比较丰富的情感。宝宝能识别爸爸妈妈，能开心地对他们微笑，都是这部分在起作用。

额叶
→像是一位掌控感情的老师

大脑新皮质的一部分。除了掌管意欲、创造、行动等，还部分控制着由大脑边缘系掌管的欲望、感情。额叶是大脑中最晚开始发育的部分，也是发育缓慢而持续的部分。

关于宝宝的睡眠　第 2 章　　53

过程中，大脑对每天经历的事情进行记忆、学习。尤其是掌管感情的大脑边缘系（以下简称边缘系）在宝宝出生后的第4个月开始快速发育。宝宝能进行喜怒哀乐等感情和欲求的表达。

人类是进行社会生活的哺乳动物，人的大脑中有掌管情感表达的物质结构，那就是被叫做额叶的部分。但额叶开始发育的时间要比边缘系的发育晚一些，而且额叶的发育速度也慢些。

也就是说在宝宝的大脑中，边缘系快速发育的同时，控制指挥边缘系的额叶却没有充分发育，二者处于一种发育不平衡的状态。小孩子容易情绪失控，原因就在于此。

虽然边缘系和额叶的发育不平衡，但白天婴儿醒着时，小小的额叶还是在尽力控制边缘系的活动，但这种平衡的维持非常不容易。额叶只要功能稍微弱化一点，就无法控制边缘系。若宝宝困了，额叶的功能就会减弱，与边缘系之间的平衡就会被打破，就会导致宝宝睡觉黑白颠倒或是睡觉时哭闹。

这种状况在婴儿处于快速眼动睡眠状态时也会发生。因为此时，大脑常被认为还处于清醒状态，但额叶却和身体一样处于睡眠状态。有控制功能的额叶处于睡眠状态的话，那受其控制的边缘系就可以自由活动，对于一丁点儿的不愉快或是不安，边缘系就会变得和清醒状态下一样无法忍受，宝宝就会哭啼。

● 清醒状态下婴儿的大脑

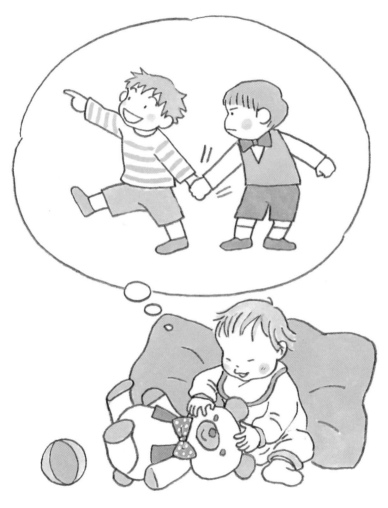

额叶控制边缘系，抑制宝宝举止随性暴躁，所以宝宝才不会情绪大爆发，愉快地玩耍。

● **睡觉前宝宝的大脑**

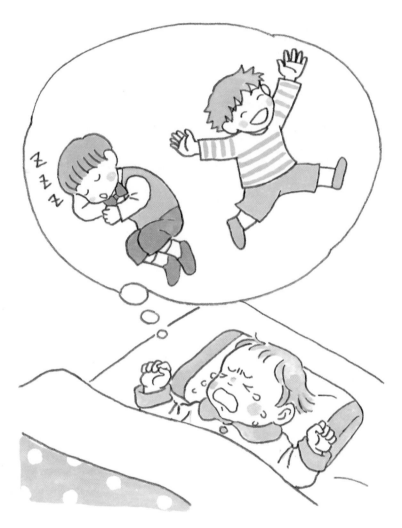

额叶的功能减弱,以便进入睡眠状态,大脑边缘系活动频繁。稍微一点儿的不安或不适,宝宝都会变得不高兴,哭啼。

脑成长和宝宝的情形

0～3个月

边缘系和额叶都没有发育，二者都处于平稳状态。

婴儿的情形

因为大脑还未发育成熟，所以婴儿缺乏情绪，也没有特别强烈的欲求。哭啼的原因大部分都是由于"身体的不适"。

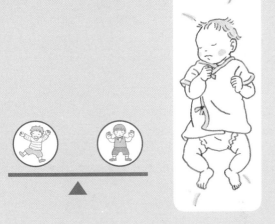

4～12个月

边缘系快速发育,其作用逐渐突显。与此相反,额叶的发育比较缓慢。这一时期,二者的发育处于不平衡的状态。

婴儿的情形

出现比较丰富的感情表现的同时,也萌发了自我意识,一旦有不满足或不舒适,婴儿就容易恼怒。睡眠周期不固定,浅度睡眠较多,容易夜啼。

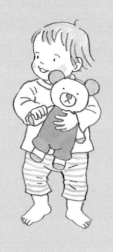
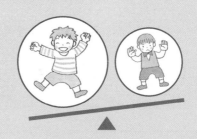

1～2岁

额叶的作用开始逐渐增强，但与边缘系的发育仍处于不平衡状态。

宝宝的情形

睡眠周期和刚出生时相比，长了很多，但和大人相比，依然很短且不稳定。日常生活中，父母要注意培养宝宝科学的睡眠习惯和规律的生活作息。

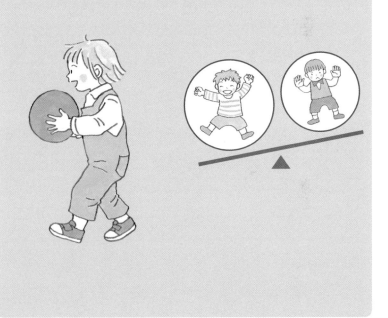

2～4岁

额叶已经得到相当程度的发育，但睡眠时其功能会减弱。4岁以后还能继续长足发育。

宝宝的情形

大脑已建立平衡性，能自我控制情感表现，能忍耐。睡眠周期也比较稳定。总体上讲，夜啼应该逐渐减少。

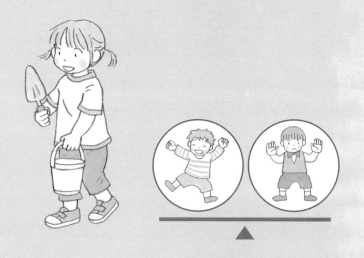

良好的生活节奏有助于培养宝宝的"睡眠力"

大脑边缘系和额叶发育的不平衡是导致宝宝夜啼的原因之一。消除这种不平衡的一个重要方法就是促进额叶的发育。

出生后 4 个月的婴儿开始产生自我意识,在此之前他们能认识爸爸妈妈,当大人正面面对他们微笑时,他们也会开心地笑着回应。这种婴儿和爸爸妈妈笑脸相对的互动,正确来说是反复通过肢体、手势、表情来传递彼此情感的交流(双向交流),这种交流能加速额叶的血流,促进额叶的发育。不要过度依赖电视、游戏或玩具,和婴儿面对面的交流互动是非常重要的。

在积极促进额叶发育的同时,还需要抑制边缘系的作用。

被认为最有效果的办法就是最**亲爱的爸爸妈妈对婴儿进行抚触**。抚触能稳定婴儿情绪,能帮助婴儿缓解需求不能得到满足时的焦躁和不安,所以要多给婴儿进行肌肤的抚触。

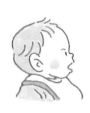
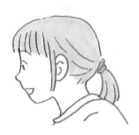

看着婴儿的眼睛交流互动能促进额叶的发育。

不仅通过语言，通过婴儿的肢体意思和表情，理解他的想法意图，体会他的心情，和他产生共鸣，这些也都能抑制边缘系的作用。

第4章将会详细介绍让大脑平衡发展的一些方法和小窍门。

培养宝宝的"睡眠力"除了要让边缘系和额叶均衡发育，调整好每天的生活节奏也十分重要。

松果体激素，这种荷尔蒙的一个重要作用就是能让婴儿睡得香、睡得沉、睡得时间比较长一些。大脑松果体分泌的这种物质，具有让人产生睡意的作用。

当周围光线暗淡时，松果体激素就开始被大量分泌，当光线明亮时，其分泌就会受到抑制。因此，晚上开着灯或电视，熬夜到很晚的话，松果体激素的分泌就会受到抑制，宝宝也就不容易入睡。即便是睡着了，也睡不沉，还容易反复惊醒哭啼。

因此，不要睡得太晚，晚上早点让宝宝入睡，早上按时起床。家人们和宝宝一起养成早睡早起的良好生活习惯，也是培养宝宝"睡眠力"所不可或缺的。

第四章会详细介绍如何培养"睡眠力"。

小贴士

法国的育儿趣事

这是一位在法国带孩子的日本妈妈讲的事情。

这位妈妈第一个宝宝是在法国生的,当时她身边没有一个日本朋友或家人,所以她得到的育儿信息都是法式的。法国的育儿理念多少和日本不同,有些地方颇让她感到吃惊。

其中一点就是,这位妈妈被指导说为了让婴儿能区分昼夜,所以要在婴儿 4 个月以后不再喂夜奶。助产士告诉她"宝宝们都很聪明,你温柔地跟他们讲,他们能听得懂"。

助产士还说婴儿很清楚自己哭到什么程度妈妈就会来,比如他们知道哭 10 分钟妈妈就会出现。妈妈若能坚持 12 分钟不出现的话,宝宝就会放弃等待,自己再次入眠。这位妈妈自己也说有时感觉自己睡眠不足,只要她跟宝宝讲"妈妈有点累了,让妈妈睡一会儿",宝宝就会安静地入睡。

不是爸爸妈妈一切都要配合婴儿,有时婴儿也要适应爸爸妈妈——这也是那位法国助产士说的话。

法国的专业医生也说,"我们要考虑什么对于宝宝而言才是对的,怎样做才会有助于宝宝成长,父母们要记住不要一切事情都替宝宝做,自然而然就会知道作为父母应该如何对待宝宝。"的确，过分溺爱宝宝，父母包办一切，这些也会成为宝宝夜啼的原因之一。

　　法国的很多爸爸妈妈两个人都有工作，宝宝平日都被送到保育院或是婴儿中心，这样宝宝就很容易养成规律的生活节奏。

　　夜啼的一个主要原因就是不规律的生活节奏。这也是包括法国在内的西欧国家没有"夜啼"这一词语的原因吧。

　　每个国家的文化、环境都不一样，不能简单地加以评判优劣，但了解各国不同的育儿方法，如果有让你觉得"这个好像还不错"的理念方法，完全可以在自己的育儿生活中尝试实践一下。

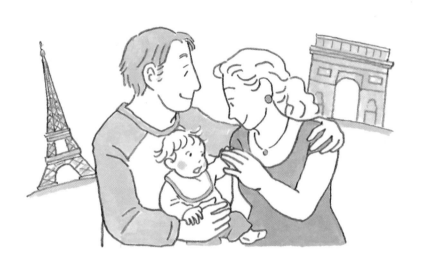

比起白天的哭闹，宝宝晚上的哭闹会让爸爸妈妈们感到更焦躁。为什么对于宝宝在白天大家都清醒时的哭闹和在夜深人静大家都熟睡后的哭闹，爸爸妈妈的感受不一样呢？

的确夜深人静时，即便宝宝的哭声和白天一样，大人们也总觉得宝宝晚上哭闹的动静更大一些。不需要换尿不湿、不该喂奶，也不是哪里不舒服，但宝宝就是莫名其妙地哭闹，在深夜里这会让大人格外焦躁。这种焦躁，或许就是因为大人有一种"晚上就是睡觉时间"的根深蒂固的观念。

也就是说因为白天大人必须工作，所以晚上他们需要休息。但宝宝的哭闹让大人无法好好休息，因此他们才会感到焦躁。

在宝宝长到一定月龄之前，他们的睡眠规律和大人是不一样的。大人首先要了解这一点，才能理解宝宝晚上莫名哭闹的原因，学会应对这种情况。

宝宝的夜啼和黑白颠倒的睡眠是全世界妈妈们都感到烦恼的问题。了解这些现象产生的原因是减轻这种不安和苦恼的第一步。

第3章
什么叫"夜啼"

第 1 节 "夜啼"究竟是怎么回事

很多人会以为夜啼就是"宝宝在晚上哭啼"。但如果是这样，很多原因会造成宝宝哭啼。这些原因若发生在晚上，就都会引发宝宝夜啼。

要告诉大家的是"夜啼≠晚上哭啼"。

你是不是白天能找到宝宝哭闹的原因，但就是不明白宝宝晚上为什么哭？这种哭闹才是真正的"夜啼"。

"夜啼"并没有明确的定义。最近，我们用"没有什么特别的原因，但每晚都哭闹"来描述"夜啼"。也可以说是"宝宝在夜间不明原因的哭啼"，这主要是因为宝宝的睡眠周期出现了问题。

第 2 章里我们说过，宝宝**在出生后 4 个月～1 岁左右，他们的睡眠周期短而且不固定**。深夜里他们也可能误以为到了早上，睁眼醒了，但看到四周一片漆黑，爸爸妈妈也不在身边，周边和自己入睡之前的环境不一样了，这会让宝宝感到困惑、不安，因而引发他们哭啼。

大人以为理所当然的"日出而作，日落而眠"的一日生活节奏（体内生物钟）和宝宝作息时间之间的不同，可以说是夜晚宝宝哭闹的原因之一。

还有一个比较重要的原因，这个在第 2 章里也提到过，因为**宝宝还无法很好地控制自己的感情和情绪。**

我们已经说过睡眠和大脑的发育有密切关系。婴儿难以深度睡眠，睡着了也非常容易醒来。这是因为婴儿的大脑尚未发育完整，大脑边缘系和额叶发育不协调，额叶无法控制感情，从而造成哭啼。

婴儿的睡眠周期和情绪控制都尚在发育中，其不稳定的状态引发了"夜啼"。处在不同发育阶段的婴儿，夜啼的原因也不一样。但多数情况下的夜啼，都是有办法进行安抚的。

身为爸爸妈妈，当不知道宝宝因何而哭的时候，容易产生自责，感到束手无策。

体内生物钟
→入夜而眠，清晨醒来

人一到晚上自然感到困意是因为体内生物钟控制着睡眠周期。体内生物钟一日以 24.5 ～ 25 小时为一周期，人体接受阳光照射时生物钟归零，重新开始下一个循环。婴儿的睡眠周期从出生时的 3 小时逐渐增长，到 9 ～ 12 个月的时候差不多就能一觉睡到天亮。
在这之前的一段时间内，婴儿都容易出现夜啼。睡眠不足也有可能造成额叶功能下降，大脑边缘系的活动失去控制，从而引发夜啼。

外国宝宝不会"夜啼"？

在我调查研究婴儿夜啼问题时，有件事情让我震惊不已。

西方社会里并没有"夜啼"这个意思的单词。

当然这不是说外国的婴儿晚上不哭。疝痛症状中，有时会出现夜啼的情况，但疝痛原本指的就是因为便秘或排气不畅通而造成婴儿夜里哭啼。疝痛多出现在出生后2周~3个月，这和我们所说的夜啼多少还是不同的。在亚洲，有些国家也没有与夜啼含意相似的词语。

有调查数据显示，日本孩子的睡眠时间全球最短。或许夜啼就受到了这种国民性、社会性、生活环境等文化因素的影响。

但不管怎样，好像哄婴儿睡觉对爸爸妈妈来说都是一件伤脑筋的事情。即便没有"夜啼"这样的词语，婴儿在晚上哭闹不睡觉也是全世界宝爸宝妈们共同的烦恼。

第 2 节　宝宝夜啼的原因

这一节我们来谈谈由于大脑尚未发育成熟而造成婴儿睡眠周期不稳定、无法自如控制情绪——这两个引发夜啼的主要原因。

第 1 章里我们讲过很多引发宝宝"哭啼"的原因。其中第 4 小节里归纳总结的"心情上的不适"原因中"黑白颠倒"和"无法很好地控制心情"导致的就是我们一般所说的"夜啼"。

睡眠周期不稳定造成夜啼

3 个月～2 岁

黑白颠倒——即宝宝混淆了白天和黑夜，深更半夜醒过来。四周一片漆黑，而且宝宝看不到自己最熟悉的爸爸妈妈，因而感到迷惑、不安，就哭了起来。若是在白天，宝宝一哭，大人很容易能够觉察到宝宝哭可能是因为"宝宝想妈妈了，在叫妈妈""宝宝醒来之后发现周围的环境和睡前不一样了，这让他们感到不安"。而夜晚大人通常无法及时回应宝宝，使他们得不到安抚而哭啼。

在这一时期，由快速眼动睡眠和非快速眼动睡眠组成的宝宝的睡眠周期时间逐渐变长，但还处于不稳定的状态。由于睡眠周期短且快速眼动睡眠次数多，造成宝宝很多时候都处于浅度睡眠，一丁点儿动静就容易被惊醒。

应对这一状况最重要的一点就是大人根据宝宝的发育特点调整生活节奏，帮助宝宝养成规律的生活习惯。当然，这离不开宝爸宝妈和家人的共同努力。

情绪控制不稳定造成夜啼

4 个月~ 4 岁

大脑边缘系（以下称边缘系）掌管着人的欲望、欲求、感情等本能，本能是人生存所必需的技能。从婴儿出生后 4 个月，边缘系开始快速发育。

不足 4 个月的婴儿，边缘系和额叶都尚未发育，他们没有强烈的欲求，对于外界的刺激也不甚感兴趣。

婴儿在 4 个月以后，边缘系开始快速发育，婴儿开始产生自我意识，并开始表现出对外界事物的兴趣。但控制边缘系产生的各种欲求的额叶的发育却稍微滞后，而且发育速度缓慢。因而婴儿情绪容易不稳定，容易被一点点小事惊动，难以进入深度睡眠，其表现就是睡眠不规律、容易夜啼。

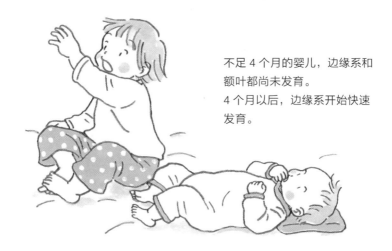

不足 4 个月的婴儿，边缘系和额叶都尚未发育。
4 个月以后，边缘系开始快速发育。

第 3 节 安抚宝宝夜啼要对症下药

婴儿夜啼最主要的原因是其睡眠周期和情绪控制都不稳定。大体上可以分为两种原因,但我们还是需要仔细观察宝宝的状态,还要注意可能还会出现下面几种不同的情况。

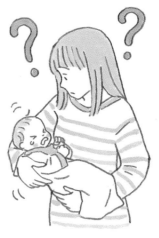

宝宝晚上就是不睡觉(睡不着),或是睡眠浅很容易惊醒,然后就会哭闹。虽然看起来婴儿夜啼没什么不同,但根据婴儿夜啼的表现和行为的细微不同,我们能够更加了解婴儿夜啼的原因。

当然,每个婴儿的发育不一样,这只是一个标准,仅供参考。

我不困 (主要是 4 个月以后的宝宝)

你家宝宝有没有这样的情形?

- 眼睛晚上仍旧很有神,爱笑。
- 晚上仍旧精神十足。
- 黑白颠倒。

原因 1　体内生物钟还未形成

　　爸爸工作到很晚才回家,到家后再逗逗宝宝,睡前还要看会儿电视、打会儿游戏或玩会儿手机,宝宝睡觉的时间不会因此变得不规律吗?你常在灯火通明的房间里哄宝宝睡觉吗?

解决办法

- 清晨、白天的时间要让宝宝见到阳光,晚上室内的光线要微暗些。
- 午睡不要睡太沉,时间要短(可以让宝宝在光线明亮、室温偏高的房间午睡)。
- 傍晚即便宝宝开始犯困迷糊,也不要让他睡,扛过这一会儿。
- 每天尽量固定"睡觉"和"起床"的时间。
- 睡觉前大人不要看电视、打游戏或是玩手机。

原因 2　缺少运动

　　运动不足的话,宝宝精力消耗少,也难入睡。这和大人一样。即便是月龄很小的婴儿,也要适度让他们的大脑和体力都得到运动。

解决办法

- 白天多和宝宝游戏，让他们有疲劳感。
- 午睡要短而浅。

我还想玩 （主要是 4 个月以后的宝宝）

你家宝宝有没有这样的情形？

- 不愿意进卧室。
- 到了睡觉时间，但宝宝却有些不乐意地拿出玩具或是图画书。
- 看起来已有困意，但却不愿意睡觉。

原因 1　还没有养成良好的睡眠习惯

到了睡觉的时间但孩子就是不睡，这些都是没有形成晚上就是睡觉时间的"睡眠习惯"。睡前看电视、玩游戏、看手机，这些对于孩子来说都是很愉快的经历，容易让他们产生"我还要玩"的念头。

解决办法

- 设定一个睡前仪式（入睡准备）。

- 调暗房间光线。
- 可以尝试让孩子独自入睡。
- 不要理会孩子"还想玩"的要求。

注意事项： 这种"不理会"应建立在平常充分和孩子一起玩耍、和孩子的互动良好的前提下。如果平日没有做到很好地陪伴孩子，那孩子早就心生"不满"，边缘系容易处在兴奋状态中，若家长一直无视孩子的要求，会激发他们更多的怒气。如果爸爸妈妈屈服于孩子的哭闹，满足了他们继续玩耍的要求，这就意味着爸妈认可了孩子表达欲求的方式，长此以往，就会造成这种恶循环反复出现。

- 睡觉前不要看电视、打游戏或是玩手机。

● **错误行为的适用行为分析**

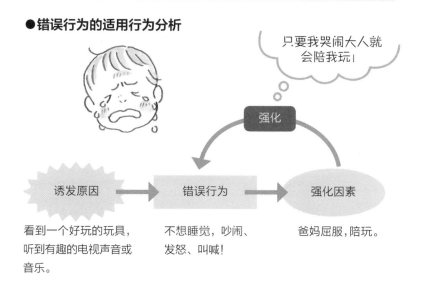

只要我哭闹大人就会陪我玩！

强化

诱发原因 → 错误行为 → 强化因素

看到一个好玩的玩具，听到有趣的电视声音或音乐。

不想睡觉，吵闹、发怒、叫喊！

爸妈屈服，陪玩。

"孩子反复出现的简单错误行为,在其出现前有诱发原因,在其发生后有强化因素的存在。"基于这种理论的分析方法就叫"适用行为分析"。

比如,大人说了"该睡觉了",但孩子仍旧"发怒、哭闹、闹着不睡觉、让大人陪着玩",在我们分析这种情况中的错误行为时,我们就能看到在这一行为之前有"诱发原因"(去睡觉的途中,看到一个很吸引他们的玩具,等等)和"强化因素"(父母屈服,一起玩耍),这些问题都解决掉才能消除"错误行为"。

很快就醒了 （主要是4个月以后的宝宝）

你家宝宝有没有出现过这种情况?

- 睡觉时说梦话、哭啼。
- 惊醒后大声哭闹。即便大人安抚,宝宝仍哭闹不止。
- 一丁点儿动静或是一点点刺激都会被惊醒。
- 一晚上醒好几次。

原因1　大脑边缘系过于兴奋

宝宝发泄了自己的不满、不安的情绪,却没有得到爸爸妈妈的回应。虽然这一点并没有具体的表现形式,但或许宝宝早就有了这种想法。

宝宝想做的事情，大人多次明确说"不行"。或是大人先发制人，讲明宝宝想做的事情是不可以的。甚至大人对于宝宝行为的无反应和无表情，对于宝宝而言，都是导致他们"无法得到满足"的原因。无法得到满足的想法越强烈，大脑边缘系（以下称边缘系）就越兴奋。

另外，恐怖或不安的体验、高兴过头等兴奋体验，这些刺激强烈的体验都会造成边缘系的过度兴奋，应该注意避免。

应对办法（最重要的是平日对待孩子的方式）

- 不要说"这样不行"，而要说"你应该这样做"，用明确的话语或身体语言告诉孩子应该怎么做。"你应该这样做"的表达要注意采用孩子能接受的方式。有些话语可能大人想要表达的不是"不可以"，但孩子听起来以为是这个意思。还不会讲话的宝宝能通过大人的表情、声音的强弱和说话的语速来感知对方是生气还是威吓，比如虽然大人的表情和平时一样，但说话的声音很高，说起话来叽里呱啦，即便大人真的没有生气，但宝宝也会以为大人在"对自己发火"。

- 表扬或是认可宝宝时,要看着宝宝的眼睛表达(不看着宝宝的眼睛,他们感受不到大人是真心夸赞他们的。)
- 多增加一些和宝宝一起玩耍、一起欢笑的互动体验。
- 多和宝宝进行肌肤接触交流,比如抱一抱、蹭蹭脸等。
- 宝宝在4个月~1岁时,额叶尚未发育成熟,这一阶段不要让宝宝过度忍耐,尽可能地让宝宝做他们想做的事情。
- 尽可能地关注宝宝。
- 注意不要做让宝宝产生恐惧、不安的事情。
- 少做让宝宝过度兴奋的事情。

原因 2 额叶活动迟钝

负责控制不满、不安情绪的额叶没有发育成熟是原因所在。

额叶缺乏体验、训练是无法发育成熟的。大人是不是有时候一味地让宝宝看电视、智能手机,而缺少和宝宝的会话交流?宝宝是不是睡眠不足?大人是不是和宝宝说话时不看着宝宝的眼睛,只顾盯着手机看?

（不满 8 个月的宝宝通过和大人目光的对视来确认和识别大人的面目）

不论宝宝想做什么，大人都不会高瞻远瞩地让他们自己思考，或是一点儿都不让宝宝忍耐，这些都是不恰当的做法。

缺乏必要的运动，比如宝宝虽然都已经开始长牙但仍只给宝宝吃柔软的食物，没有让宝宝得到咀嚼食物的锻炼，这些都会抑制额叶的发育。

应对办法（最重要的是平时对待宝宝的方式）

- 多和宝宝说话。
- 一直保持笑脸相对。
- 大人不要过多替宝宝想，要启发宝宝自己认真思考。
- 逐步让宝宝学会忍耐（让宝宝一个人待 30 分钟左右，宝宝自己就能停止哭闹。这也是一种耐性训练，只是事先一定要确认周围环境是否安全）。
- 上午让宝宝做一些有律动的运动。

原因3　轻微的身体不适（适用于整个年龄段）

如果宝宝有慢性鼻腔堵塞，睡觉时宝宝会用嘴呼吸，这容易造成宝宝睡眠轻、常被惊醒，另外，还要常查看宝宝穿着的衣物是不是触感不舒服、室内温度是不是过高或过低？

应对办法

如果知道了原因，就可以对症下药，消除引起不适的原因。此外，若一时找不到原因，也可以寻求儿科医生的帮助。

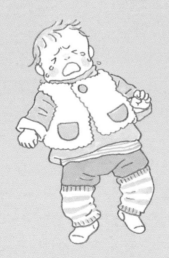

注意不要给宝宝穿太多。

第 4 节　为什么宝宝有时候夜啼，有时候不呢

有的宝宝每晚都哭闹，也有的宝宝并不常夜啼，只是偶尔会哭闹得厉害，不肯睡觉。有的宝宝可能每天哭闹的原因都一样，当然也有的宝宝虽然每天都哭闹，但每天哭闹的原因并不一样。

亲爱的读者，你们在读这本书之前，可能对于宝宝为什么哭闹一无所知、困惑不已。读到这里，我觉得你可能逐渐拨云见日、恍然大悟了吧。因为你了解了宝宝夜啼很多时候都是事出有因的。

但并不是每天都会出现引发宝宝夜啼的"显而易见的原因"，比如白天太过高兴、兴奋，或是有过恐怖的经历，或是运动不足。还有，可能每天的生活都一样，每天也是以同样的方式哄宝宝睡觉，但为什么宝宝有时候夜啼有时候又不会呢？饱受宝宝夜啼困扰的宝爸宝妈，为了消除造成宝宝夜啼的原因，在了解了引发夜啼的原因之后，再发出这样的疑问是理所当然的。

我觉得一个可以尝试的好办法是制作一个自家宝宝的睡眠表（84～85 页）。这是一张宝宝一日行动的记录表，不仅包括宝宝睡觉的时间，还包括喂奶的时间、吃辅食的时间、换尿布的时间、玩耍的时间、看电视的时间等。这有助于帮宝宝建立良好的体内生物钟，形成健康规律的生活节奏。

不光记录宝宝的生活，也可以记录下宝爸宝妈的日常行为，这样也便于爸爸妈妈找到自己平时没有注意到的小细节。每天做记录，即便每天的生活没有太大的不同，但总会找到造成宝宝间歇性哭闹的原因。

---试着做做看---
焦点解决短期心理疗法

前文中介绍的"实用行为分析"能有效解决由单一原因造成的问题行为，但很多情况下宝宝的夜啼是由好多事情和原因叠加在一起综合引发的，这种情况下忽略其中的任何一个环节都无法很好地解决问题。这时不妨尝试一下"焦点解决短期心理疗法"。

虽然宝宝今天也出现了一些问题行为，但似乎问题比平日程度轻些，这种时候就要格外注意，仔细思考哪里不一样，注意收集这其中你认为"或许就是因为这个"的事项（不仅是天气等客观原因，而是那些你能主观控制的原因）。一个个去实践检验一下，如果有些许效果的话，就把它作为一个可以考虑的解决办法记录下来。最后，所有记录下来的办法都得以执行的话，那么情况就能大为改观。

顺便说一下，这个办法也适用于爸爸想改变妈妈或是妈妈想改变爸爸的一些行为方式的时候（笑）。

睡眠表

时间带	6	7	8	9	10	11	12	13	14	15	16	17	18	19	20	21	22	23
月　日（　）																		
月　日（　）																		
月　日（　）																		
月　日（　）																		
月　日（　）																		
月　日（　）																		
月　日（　）																		
月　日（　）																		
月　日（　）																		
月　日（　）																		
月　日（　）																		
月　日（　）																		
月　日（　）																		

■ 睡觉的时间
▨ 上床了但还没睡着的时间
喂奶 喂奶的时间
吃药 吃药的时间
咳嗽 咳嗽的时间
吃饭 吃饭的时间
电视 看电视的时间
游戏 玩游戏的时间
玩耍 玩耍的时间
学习 学习的时间
泡澡 泡澡的时间

0	1	2	3	4	5	睡眠时间	其他　留意到的事项　和平日不同的事项

（可以复印下来使用）

第 5 节　当你想哭的时候

这一章，我们谈论了宝宝夜啼的原因以及大人如何应对的问题。

可是，我们只关注哭闹不止的宝宝就可以了吗？

爸爸妈妈辛苦养育宝宝，尤其是大多情况下妈妈要陪伴宝宝一起度过很长的时间，对于终日照顾宝宝的妈妈们的关注，不也是十分重要的吗？

让人意外的是，宝宝经常观察妈妈（当然也观察爸爸）的举动。被宝宝的夜啼搞得精疲力尽、每日休息不好、精神疲惫的爸爸妈妈就无法总是对宝宝笑脸相迎，也无法全心全意地陪伴宝宝玩耍。宝宝的行为和反应就像一面镜子，反映出妈妈状态的不同。

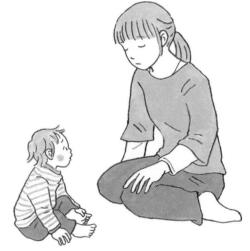

让人意外的是，宝宝经常观察妈妈的举动。

●夜啼的连环障碍

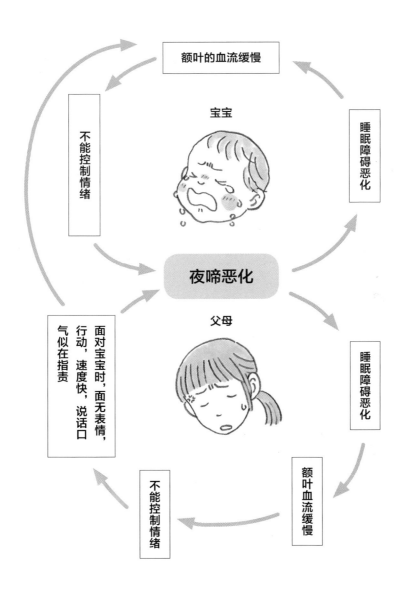

上页图所示的恶性循环,被称为"夜啼的连环障碍",一旦陷入这种状态,就很难走出来。

宝宝哭闹的时候,大人首先要放松心情。

即便宝宝哭个不停,大人也绝不能使劲摇晃他们,或是动手打人。若是这样做了,宝宝反而会哭得更厉害,妈妈的心情会更加焦躁。有时还会造成宝宝身体受到伤害或留下后遗症。

若放任哭闹的宝宝不管也不奏效的话,此时爸爸妈妈一定要控制好自己的情绪。

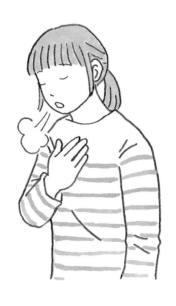

如果爸爸妈妈觉得自己的情绪或行为即将失控,请记住以下几点。

①抱宝宝、哄宝宝之前,深呼吸数到10。
②深呼吸之后,让宝宝自己哭一会儿。
③不要单独和宝宝待在一起,可以叫身边的家人过来,避免自己失去理智。
④这样仍无法缓解心情的话,可以咨询社区保健师或寻求家庭支援中心、小儿科医生等专业人士的帮助。

小 贴 士

宝宝白天过于兴奋也容易引发夜啼

这种夜啼主要是由于"心情上的不适"引发的。这和宝宝白天的活动有很大的关系。爸爸妈妈以为"这怎么可能?""这怎么会?"的小小问题,对于宝宝来说有时可能会引发大问题。

宝宝生活不规律的话,会对睡眠产生不好的影响,这一点和大人是一样的 。因此,大人必须要注意宝宝白天的生活体验是否合适。

第一次外出遇到了很多人、第一次和动物接触、和小朋友一起玩耍……这些或高兴或惊奇或恐怖的体验容易让宝宝过于兴奋,容易导致到了晚上宝宝仍处于兴奋的状态中,在情绪不稳定的情形下进入睡眠。这种情况下宝宝容易睡眠浅,一丁点儿动静就会惊醒、哭闹。如果宝宝白天过于疲劳,也容易出现同样的状况。

如果白天宝宝很高兴或是大哭过,那当晚睡觉前大人要格外注意给予宝宝更多的关注和安抚。在安静的房间慢慢地给宝宝做抚触,跟宝宝轻柔地说话,这些都能有效地安抚宝宝的情绪。

如果爸爸下班晚，回家后也要尽量避免和宝宝玩闹地过欢，避免让宝宝的情绪过于兴奋。

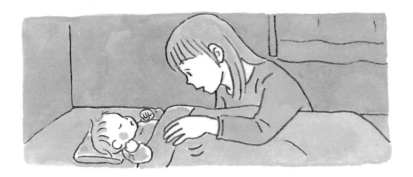

宝宝哭闹总是有缘由的。

情绪或身体上不舒服，宝宝才会哭闹。

宝宝的睡眠习惯还没完全建立，不能以大人的标准来判断。

宝宝的"夜啼"也是有原因的，很多时候这是由于宝宝的大脑尚未发育成熟，体内生物钟（早晨起床、晚上睡觉的生活节奏）还没形成造成的。

这些是我们之前探讨过的问题。

只要找到原因，消除或改善这些原因，那些"不知道宝宝为什么哭闹"的"夜啼"的大部分都能得到解决。

宝爸宝妈们能做很多事情，让宝宝晚上不再哭闹，香甜睡大觉。为宝宝创造一个适合安睡的环境、采用能促进宝宝大脑发育的育儿方法、调整宝宝的生活节奏，这都是力所能及的事情。宝宝的"睡眠力"得以健康发展的话，宝爸宝妈也能够提高自己的睡眠质量。如此一来，宝宝和爸爸妈妈在白天就能心情愉快地共同度过，再一起迎接一个让人心情愉悦的夜晚。为了建立这样一种良性循环，第 4 章我们就来说一说日常需要注意的细节和小窍门。

第4章
让宝宝安睡的关键

第 1 节 "宝宝夜啼的原因"在出生后 4 个月前后应区别分析

4 个月之前

出生后到 4 个月之前的婴儿，大脑还没发育。他们无法表达强烈的愿望，也不会对外界的刺激做出过多的反应。情绪表现也极为匮乏，肚子饿了、尿布湿了、冷了、热了、肚子疼了，这些"身体上的不适"是他们哭啼的主要原因，而他们极少会因为"心情上的不愉快"而哭啼。

除了这些原因以外，对周围环境的不适应、留恋妈妈的胎内环境，这些也可能会造成婴儿哭啼。

4 个月以后

4 个月以后，婴儿的大脑开始急速发育。尤其是掌管情感、欲求的大脑边缘系（以下称边缘系）最先快速发育，伴随而来的是自我欲求的表现＝自我意识开始产生，另一方面抑制边缘系作用的额叶的发育相对迟缓，造成婴儿无法控制情绪，情绪不稳定。

在婴儿的发育过程中，睡眠周期也不断变化。再加之大脑发育的不平衡，会造成婴儿睡眠浅、容易惊醒，无法深度睡眠。这也是夜啼的主要原因。

也就是说在出生后 4 个月的月龄内,婴儿的哭啼多是由"身体的不适"引发的,这个原因比较容易找到。但 4 个月以后,随着婴儿大脑的发育,造成哭啼的原因也越复杂,不太容易查找。

在婴儿成长发生很大变化的 4 个月之前和 4 个月以后,也要分别考虑照顾婴儿的方式、和婴儿一起生活的方式。

下一节开始主要介绍如何照顾伴随大脑发育而呈现多样化需求的 4 个月以后的婴儿。

第 2 节 首先要创造一个让宝宝容易安睡的环境

睡前泡澡、触感舒适的睡衣和寝具、不冷不热的室温、安静且光线偏暗的空间……大人们希望卧室环境舒适,这样才能消除一天的疲劳,对于宝宝来说也一样,他们也愿意在让人心情放松的环境中睡觉。

虽然处于成长发育过程中的宝宝的睡眠和大人不同,但也没必要特意为宝宝布置一个环境。和很早就让宝宝在自己的宝宝房独立睡觉的欧美国家不同，大多数的日本家庭还是让宝宝睡在爸爸妈妈的卧室。要花些心思布置舒适的睡眠环境不单独为了宝宝，而是宝宝和爸爸妈妈都能安心睡觉。

适用任何月龄·年龄　　晚上的睡眠，光线是大忌

胎儿在母体中时处于黑暗的环境中，对于出生后不久的低月龄婴儿而言，黑暗能给他们带来安全感。在出生3~4个月左右，婴儿大脑开始发育，夜晚的光线会妨碍睡眠因子褪黑激素的分泌，所以晚上睡觉时光线是大忌。

有光线的话，周围的环境就会让宝宝分心，无法入睡。哄宝宝入睡时房间的光线一定要暗些，也不要在宝宝身边玩手机或平板电脑。昏暗中闪烁的灯光，会妨碍宝宝睡觉。

适用任何月龄·年龄　　室温不冷不热

室温太热睡不好，太冷又容易醒……大人是这样的，宝宝也如此。能让宝宝安心睡觉的室温，对于培养宝宝的"睡眠力"是非常重要的。

夏季最舒适的室温是25℃左右。开空调的话要保持室内外温差在5℃之内，还要注意不要让空调风直吹宝宝。开风扇的话，不要风力太强，风向要摇摆吹，并和宝宝保持一定

的距离。

冬天保持室温在 20 ~ 25℃。建议使用不污染空气的燃油取暖器或电暖气。但即便使用不污染空气的加热器，也要注意经常通风换气。

湿度保持在 50% ~ 60%，是比较舒适的。

冬天宝宝手脚冷的话，可以给宝宝戴手套、穿袜子、加被子。也可以用暖水袋暖暖被窝。不论冬夏，用手摸宝宝的后背，只要后背潮湿就说明宝宝衣物穿多了，此时就应该脱下一件衣服或是少盖点被子。

当然，家长也没有必要过度忧虑，只要和宝宝共处一室的爸爸妈妈感到舒适就没问题。只要寝具、衣物选择适当，寒冬腊月里室温不会降到 10℃以下，就不要过于担心。

适用任何月龄·年龄　睡前排除"容易造成婴儿夜啼的隐患"

对于睡眠周期不稳定、整体睡眠浅的婴儿，轻微的动静或一丁点儿的不舒适都会惊醒他们，引发他们哭啼。相反，若是因为睡眠周期自然苏醒，只要没有什么不舒适的感觉，宝宝都会自己再次进入睡眠。

睡前认真观察宝宝的身体和他们的精神状态，若发现有可能引发他们夜啼或不舒适感觉的地方，就要尽快消除这些

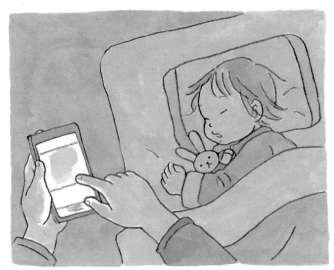

夜晚的光线是大忌。

保持宝宝能安心睡觉的室温。
注意不要让风直吹宝宝。

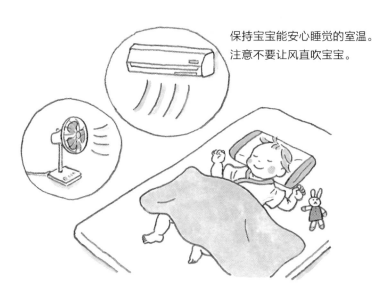

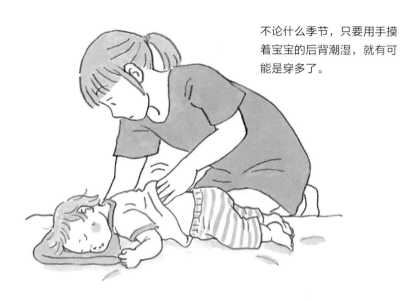

不论什么季节，只要用手摸着宝宝的后背潮湿，就有可能是穿多了。

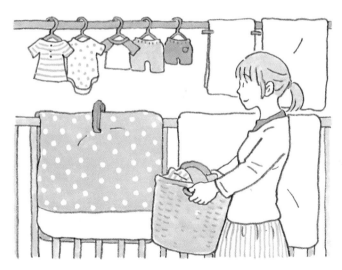

天气好的时候，晒晒宝宝的衣物和被褥。

隐患。

首先让我们用肉眼排除隐患。

> ☐ **尿布湿了吗？**
>
> →尿布若不干净了，要换一块新的，这是最基本的常识。
>
> ☐ **有没有被蚊虫叮咬或是湿疹？**
>
> →婴儿有可能会因为痒而哭闹。应该给宝宝涂抹止痒药膏。
>
> ☐ **脸色和平常一样吗？**
>
> →这或许是感冒等病症的前兆，要注意观察。

目测没有问题或是看不太明白的时候，可以触摸宝宝的手脚、身体查看。

☐ **后背有没有汗淋淋的？**

　　→更换干净的衣物，减一件衣物试试。

☐ **手脚凉吗？**

　　→这可能表示宝宝冷。给宝宝戴手套、穿袜子，调高室温。

☐ **鼻孔堵塞吗？**

　　→轻轻按按宝宝的鼻子，查看鼻孔是否顺畅。如果有鼻屎的话，要帮宝宝清理干净。

还要注意连续一段时间观察宝宝的情形，这也很重要。

☐ **是不是到了该喂奶的时间？**

　　→如果距离上次喂奶已经有了一定的间隔时间，那睡前就可以再喂一次奶。让宝宝吃饱了睡，那他就能安睡直到下次饿醒。

☐ **打嗝了吗?**

→若宝宝打不出嗝,就会肚子疼,可以轻拍宝宝的后背帮助他们打嗝。

☐ **肚子咕噜咕噜响吗?**

→把耳朵贴在宝宝的肚子上听一听,有时能听到咕噜咕噜的响声。如果宝宝超过三天没有排便,那就很可能是便秘了。可以按顺时针的顺序,轻轻地给宝宝做腹部抚触。

不满3个月　过于安静也睡不好?!

这个可能会让你觉得意外,但真的有不满3个月的婴儿在过于安静的房间里会睡不好觉。刚出生的婴儿其实并不习惯很安静的环境。

其实胎儿在母体中时,处于一个非常嘈杂的环境中。胎儿在母体子宫里会听到妈妈心跳的声音和血液流经妈妈血管时的声音,这些声音被称为"白噪音"。

"噪音"的名字,对于大人而言那只是嘈杂的噪音、杂音。据说这种噪音就像电视机或收音机的噪音(类似沙尘暴的声音）、像吹风机或吸尘器的响声、像浴室里大开着的水龙头的流水声。而且，这种声音还比较大（80～90分贝），比吸尘器的声响还要大。

一直生活在这种白噪音中的婴儿一旦处在一种过于安静的环境中，反而会感到不安吧。妈妈若是因为婴儿在睡觉而格外注意不发出任何声响，反而会让婴儿感到不安，会因为这种不安而哭啼。

这种时候，可以在婴儿耳边说"嘘"，让他们感受到有声音。这有点像白噪音，对于出生后2个月月龄以内的婴儿而言，这个方法还是很有效的，婴儿一般都会停止哭啼。

也可以尝试播放一些模拟白噪音的音乐玩偶或CD。要让婴儿逐步适应没有噪音的安静的环境。另外，即便一整晚都播放这种白噪音也不会对婴儿的听力造成不好的影响，请宝爸宝妈们不要担心。

10个月以后　做好"睡前准备"

对于因不困而不愿睡觉的宝宝或是很困了也不愿睡觉的宝宝，我们也不能一直放任他们不睡觉。睡眠对于身体和心灵的成长都是非常重要的。为了养成宝宝健康良好的睡眠习惯，很重要的一点就是要规定好上床时间，养成有规律的睡眠习惯。

勉强让一个还不想睡觉的宝宝入睡的话，可能会导致他们大哭大闹，这样爸爸妈妈们会更加疲惫不堪。而且如此一来宝宝就更无法入睡了。因此建议爸爸妈妈要给宝宝一个"为了睡觉而做准备"的"**睡前仪式**"。

"睡前仪式"**指的就是每晚睡觉前重复事先规定好的事情**。就是要让宝宝养成习惯，让他们意识到"一开始做这些事情，就到了睡觉的时间"。每晚重复做这些事情，就能让宝宝意识到"该说晚安了"，让他们从心理上、身体上都做好睡觉的准备。

比如，洗完澡玩两三个"不会太过兴奋"的游戏，玩完游戏就该睡觉了，每晚重复这些程序。游戏可以选择亲子阅读、唱摇篮曲、抚触之类的形式，重点是"不要让宝宝太过兴奋"。

重要的一点是在固定的时间进行睡前仪式，但内容不要太过刺激或高兴，否则容易造成宝宝在睡前更加兴奋，更加无法安睡，稍有些无聊的内容反而更适合。

在睡前仪式就要结束的时候，一定要通过语言告知宝宝："马上就该睡觉了"，这样宝宝也容易自然地进行心理准备。

进行睡前仪式的时候，一定要把房间的光线弄得暗一些。要让房间的气氛和白天午睡时有所不同，创造晚上睡觉的环境，营造睡眠的气氛。在睡觉前的 30 分钟～1 小时开始睡前仪式，做好睡觉的准备，以便宝宝随时睡着。

当然，即便做了睡前仪式也并不意味着宝宝一定会想睡觉。但是，就算这个方法效果甚微，也要从帮助宝宝养成良好规律的生活习惯和睡眠习惯的角度出发坚持去做。

1 岁以后 "一个人睡觉"并不可怕！

过了一岁，很多宝宝上午都不再睡觉，逐步养成了"白天只睡一觉"的习惯，相应地晚上也能睡长觉了。这一阶段，宝宝的大脑也在不断发育，感情表达丰富，也多少能够忍受自己不太喜欢的事情。

当然，宝宝这时还不能很好地控制自己的感情。尤其是在睡觉前，他们的情绪容易变得十分不安，很多宝宝即便到了睡觉时间也不愿意进卧室睡觉。

这种情况下，需要爸爸妈妈引导宝宝，亲自阅读、抚触，设置一些宝宝和爸爸妈妈亲密接触的特别时间，或是准备一些宝宝最喜爱的卡通玩具、宝宝特别喜欢的东西……也就是要把卧室设定成放有宝宝最喜欢的物品的特别的地方。

有些宝宝是害怕一个人待在卧室里。可能是在爸爸妈妈都没有注意到的情况下给宝宝传达了一种"一个人待着是件可怕的事情"的感觉。勉强有这种感觉的宝宝独自睡觉，不是件容易的事情。

这时,我们要告诉宝宝"一个人并不可怕"。

方法很简单。白天妈妈也在家里的时候,让宝宝一个人等妈妈。告诉宝宝"妈妈去做○○,宝宝等一下哦",然后妈妈可以躲在别的房间一会儿。然后,妈妈出现后,一定要好好表扬宝宝能安静地等妈妈回来。每次让宝宝多等待一会儿,就意味着宝宝可以独处的时间越来越长。

重要的一点是"妈妈一定会回来"。要让宝宝知道即便妈妈不在他们身边,但他们"并不是孤单一人",这样宝宝就不会害怕一个人待着了。然后,妈妈可以耐心地慢慢告诉宝宝睡觉时间、睡觉的房间是让人感到高兴的。

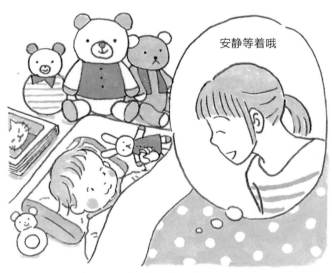

一定要好好表扬宝宝安静等妈妈回来。

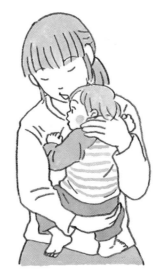

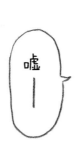

没有白色噪音的 CD 或玩具的话,可以在宝宝耳边"嘘",这也非常有效。

睡前查看有没有会造成"宝宝夜啼"的因素。

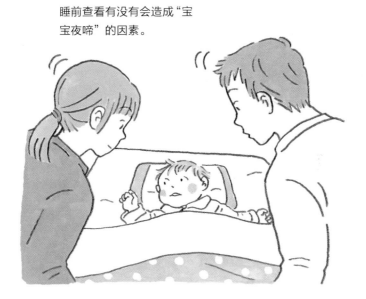

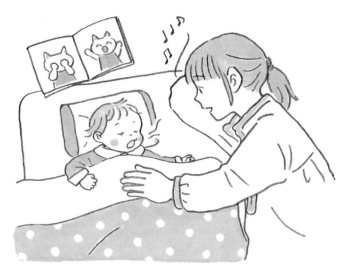

睡觉前，亲子阅读、唱摇篮曲，
做些"不会太兴奋"的活动。

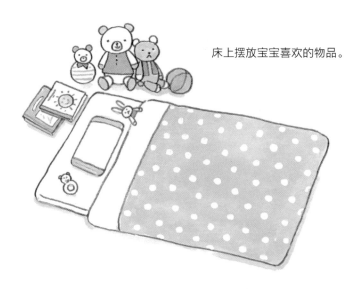

床上摆放宝宝喜欢的物品。

第 3 节　培养"睡眠力"的关键 1——调整生活节奏

我们的身体适应"夜晚睡觉，清晨醒来"的节奏。这种每天固定的节奏被称为"体内生物钟"。

控制人体生理节奏的体内生物钟每 24.5 ~ 25 个小时为一个周期。据说生活在没有光线的空间，每天的生活节奏会逐渐偏离 24 小时。另一方面，地球运转的周期每日约为 24 小时。为了与之相适应，我们每天都会根据阳光、温度的变化，不断调整生活节奏。

阳光极大地左右着我们调整自身和自然界的时间差别。沐浴在阳光下，我们的视网膜接收到刺激，大脑松果体开始发挥作用，体内生物钟重新归零，再次开始 24 小时的循环周期。

新生儿时期，婴儿的睡眠不分昼夜，随着睡眠能力的提高，宝宝逐渐能睡长觉，到 9 ~ 12 个月大的时候，就能一觉睡到天亮了。在此之前，婴儿的睡眠都不稳定，容易有夜啼的困扰，但出生 3 个月以后体内生物钟开始形成，晚上睡觉、清晨起床的睡眠模式也开始固定下来。4 个月以后，婴儿会逐步形成有规律的睡眠习惯和生活节奏。

晚上睡觉，清晨起床。每天在同样的时间重复这一过程。这非常重要，有助于宝宝的健康成长。

调整生活节奏的关键 ❶ 养成"早上起床，晚上睡觉"的习惯

胎儿一直生活在母体子宫黑暗的环境里，因而出生后的新生儿没有昼夜的区别。新生儿一天中能16～18个小时不分昼夜地循环睡了、醒了的反复。

在婴儿出生的3个月后生理节奏（体内生物钟）开始建立。在这个阶段，我们可以有意识地调整婴儿的生物钟。

这时，最关键的就是促进睡眠的荷尔蒙——褪黑激素。褪黑激素在黑暗的环境中分泌量会增加，受到阳光照射后就会消失不见。体内生物钟就是在褪黑激素的影响下有规律地转换时间。

前面我们谈过了晚上应该如何哄宝宝入睡。早上，我们最好也要在相同的时间叫醒他们。要想让宝宝拥有规律的体内生物钟，爸爸妈妈自己的生活要规律，调控好室内光线明暗度，这也是非常重要的。

早上定好起床的时间，尽量每天在那个时间拉开窗帘让阳光照射进来。黑暗的房间亮堂起来，会让宝宝意识到这是早上了，从而开始一天的活动。

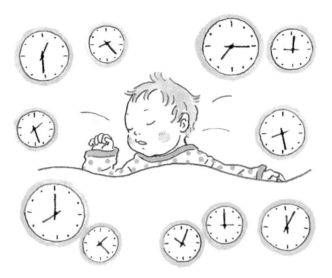

宝宝在 3 个月左右体内生物钟开始建立。

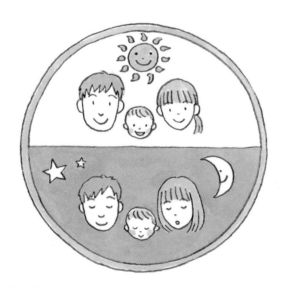

早上起床，夜晚睡觉——要有意识地调节体内生物钟。

调整生活节奏的关键 ❷　看宝宝起床后的状态

宝宝大脑中，额叶比边缘系爱睡懒觉。刚睁开眼的宝宝，其额叶还没有完全进入清醒状态，早上容易起床气大，叽叽歪歪不高兴。这时候，边缘系的行为还得不到很好的控制，所以宝宝容易哭闹。

边缘系若感到不被关照，宝宝就容易发脾气，反过来说，如果其得到满足，宝宝就不会发脾气。对于早晨起床气大的宝宝，我们可以给他玩他喜爱的玩具，做些能让他高兴的事情。

但如果宝宝一直哭闹不停，有可能是因为睡眠时间不够。宝宝若是缺觉，往往就会表现出睡不沉、不高兴，白天也容易发困。

这时，我们可以比平日再早一点哄宝宝睡觉，或是晚一点叫宝宝起床，慢慢观察，找到适合宝宝的生活节奏。

调整生活节奏的关键 ❸　白天要在外面尽情玩耍

让人想睡觉的荷尔蒙——褪黑激素在天色开始变暗的傍晚时分在大脑松果体内积极地被合成，随着夜色渐浓，褪黑激素的分泌也越来越多。光线明亮的时间段内，松果体会抑制褪黑激素的分泌，大脑就会做出判断"白天＝起床的时间"，人才不会处于睡眠状态。

白天我们应该尽可能带宝宝外出玩耍，帮助松果体发挥作用，从而促进夜晚褪黑激素的分泌。而且，如果宝宝感觉不到疲劳，晚上哄睡的时间就会长一些。因此，白天在外面玩耍，也有助于增加宝宝的疲劳感。

我们应该尽可能地让宝宝做他们爱做的事情，满足他们的要求，只要不会出现意外或受伤，家长不要什么事情都插手，什么事情都说教一番，只要在一旁守护着宝宝就可以了。

对于还不会走路的宝宝而言，即便用婴儿车推着他们出去散步也非常好。外界各种信息通过视觉被传输到宝宝的大脑，这样也会消耗他们的脑力和体力，宝宝会比我们想象的更容易感到疲劳。

调整生活节奏的窍门 ❹ 白天睡觉的时间要固定

随着宝宝的成长，他们的单次睡眠时间越来越长，也会逐渐形成"晚上睡觉，早晨起床"的生活节奏。但只有晚上的睡眠时间，对于婴儿而言还是不够的。对于体力不充足的婴儿而言，白天的睡眠对于提高记忆力和集中力、增强对抗疾病的抵抗力，都是十分重要的。

随着婴儿的成长，他们晚上能获得越来越充分的睡眠时间，白天睡觉的次数就会相应地逐渐减少。白天即便大人哄睡，婴儿也不愿意睡觉的话，就说明他们不太需要白天的睡眠。当然也有个体差异，不勉强婴儿白天睡觉也没什么问题。

白天睡眠的时间和次数虽然不一样了，但很重要的一点就是要在白天固定的时间睡觉。即便早晨能在固定的时间醒来，晚上能在固定的时间入睡，但如果白天睡觉的时间不规律的话，婴儿的生物钟就容易紊乱，也容易造成晚上睡不沉。

白天的睡眠不用像晚上那样睡太久太沉。夜晚和白天睡眠的不同对于帮助婴儿形成昼夜的区别也是非常重要的。为了婴儿能在晚上沉睡，要注意午休要适度。

这并不是说要缩短午睡的时间长度，而是要让婴儿在光线比较明亮的地方午睡，并注意让婴儿保持轻度睡眠。

调整生活节奏的窍门 ⑤　通过喂奶调整生活节奏

宝宝在新生儿时期每天重复睡觉、吃饭（吃奶）、哭闹的过程。随着成长发育，宝宝逐渐能区别昼夜，白天清醒的时间也越来越长，这时就应该尽快帮他们建立对于睡觉、吃奶和游戏时间的区分。

饮食是我们最容易控制的事情。按照下面的介绍调整宝宝饮食的时间和量，也能帮助宝宝晚上的睡眠质量高于午睡。当然，不需要严格遵守下面的时间。爸爸妈妈不要拘于时间概念，这些只是参考时间，大家可以根据自身和宝宝的实际情况来进行。

不满 3 个月

母乳喂养的宝宝，一天一般需喂奶 10 ~ 12 次，奶粉喂养的宝宝一天喂 8 次左右为好。但在婴儿 3 个月之前，不应该规定次数，只要婴儿想吃，随时都可以喂。如果婴儿不是特别想吃，那就每隔 2 到 3 个小时喂一次。如果婴儿正在睡觉，不需要叫醒他们喂奶。

在婴儿还没形成白昼的概念，吃了睡睡了吃的阶段，为了成长需要的营养摄取要优于生活节奏的建立。

如果喂奶还止不住婴儿的哭啼，那就先抱一抱哄一哄看看。有时宝宝睡不好或是想要大人抱抱，并不是说他们想吃奶了。如果婴儿的体重每天增加 20 克左右，就说明他们的营养摄取充分。

3～6 个月

只靠早上、中午、晚上喂三次奶是不够的。宝宝有时半夜也会饿醒哭闹，所以在晚上哄睡前要让宝宝吃饱。这时，可以对宝宝说"吃完奶，就睡觉喽"。宝宝入睡后，在晚上 22 点～0 点之间，还可以再喂一次，那样宝宝就可以一觉睡到天亮。

如果想要给宝宝断奶，那么这一阶段也可以逐渐给宝宝喂些白水补充水分。

6 个月以后

这个阶段开始给宝宝添加辅食。也是早、中、晚一日三餐开始固定时间的阶段。这时候只靠辅食无法提供充足的营养和饮食量，要在喂完辅食后再喂喂奶或奶粉。

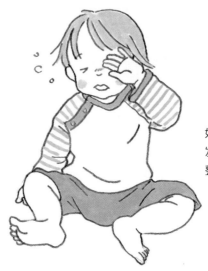

如果白天宝宝总是发困，或许需要调整一下生活节奏。

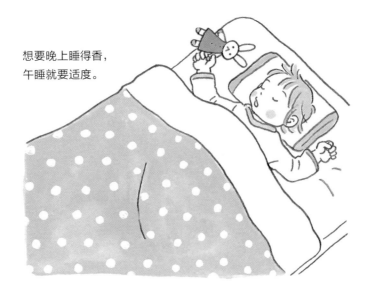

想要晚上睡得香，午睡就要适度。

白天尽量在外面玩耍，要让宝宝产生疲劳感，这样晚上才能睡得更好。

即便是用婴儿车推着宝宝外出散步，也有助于晚上的睡眠。

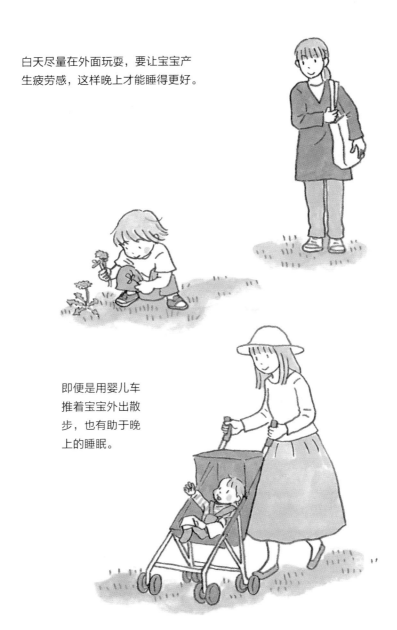

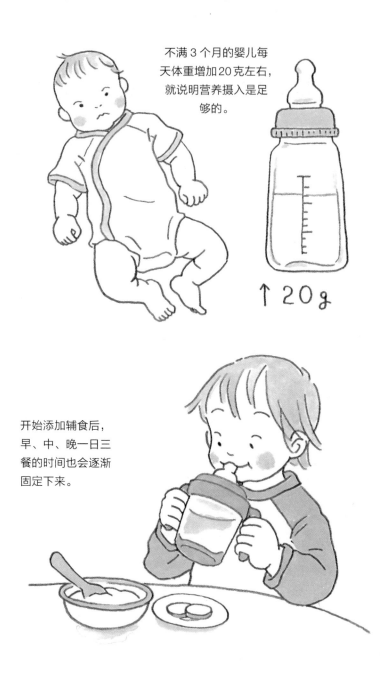

不满 3 个月的婴儿每天体重增加 20 克左右，就说明营养摄入是足够的。

↑20g

开始添加辅食后，早、中、晚一日三餐的时间也会逐渐固定下来。

第 4 节　培养"睡眠力"的关键 2——保证大脑均衡发育

大脑边缘系和额叶的均衡发展，是解决婴儿各种"无理由的哭闹"以及培养婴儿健康"睡眠力"的一个关键条件。

为了避免较早发育的大脑边缘系产生的感情和欲求失控，就要注意促进起控制作用的额叶的发育——这是非常重要的。在很多场合和时间内，需要额叶来控制大脑边缘系的活动。

我们在第 2 章和第 3 章谈到过，只要在平日照顾宝宝时稍加留心和注意，就能避免大脑边缘系失控。促进额叶的发育，让大脑边缘系和额叶协调发展，宝宝的情绪才会稳定，晚上才能睡得香。这样，爸爸妈妈们也能在晚上休息好，精神上也会轻松很多。心情上轻松了，才能更从容地照顾宝宝。如此就形成了良性循环。

促进大脑发育的窍门 ❶　目光交流、笑脸相对的亲肤育儿法

在婴儿出生后的 4 个月~1 岁之间，大脑边缘系不断发育，但额叶的发展却相对缓慢。尽可能地跟婴儿肌肤接触能有效地刺激发育迟缓的额叶抑制边缘系的活动。

比如，紧紧地抱着婴儿。肌肤所感受到的温柔刺激能平和婴儿的内心，被大人紧紧地拥抱，婴儿能在肌肤温暖中获得安全感，心情也会得以放松。

到了 4 个月以后，婴儿就能识别在其正对面、和其四目相对的人的面部表情。因此，当爸爸妈妈从正面微笑看着宝宝时，宝宝会同样地笑脸相迎。当然，若爸爸妈妈眼睛不离手机，侧脸对着宝宝说话，或是面无表情时，婴儿有时也会生气哭闹。这一阶段，婴儿学会了识别大人的表情，根据大人的表情，婴儿可以察觉不同情形下的气氛。婴儿在 5~6 个月之前，还不能识别他人的侧脸，8 个月之前无法识别不看着他们的人的脸，所以从正面、四目相对地微笑着看着婴儿说话就显得格外重要。因此，当妈妈们因育儿或工作感到疲惫、或是因为其他缘由无法笑脸面对宝宝时，宝宝会因为欲求没有得到满足（他们希望看到妈妈的笑脸）而通过哭闹表示抗议。

抱抱宝宝或是蹭蹭宝宝的脸，多做这些能让他们获得安全感的肌肤接触，一定要眼睛看着宝宝，微笑着并伴随着轻声细语。这样不仅能抑制宝宝大脑边缘系的活动，还能有效地刺激其额叶的血流量。

促进大脑发育的窍门 ❷ 宝宝一个人玩耍的时间也很重要

需要注意的一点是我们要在"婴儿表现出希望我们这样

做的动作或表情"时，肌肤接触的意义才会产生。

即便爸爸妈妈想和宝宝肌肤接触，但当宝宝在玩玩具时，爸爸妈妈却拿走玩具抱起宝宝，这对于宝宝来说，非但不会让他们感到高兴，反而会招致他们的反感。宝宝会因此觉得"被打扰了""讨厌"，从而产生厌烦情绪，有时也会导致他们夜啼。

当宝宝表达出想做什么的情绪时，我们应尽可能让他们去做。当然，对于那些危险的事情，我们要明确说"不可以"。当宝宝沉浸在一个人的游戏中，我们只需在旁边看着就可以了。

爸爸妈妈什么都说"不可以"，或是什么事情都替宝宝先做了，这对于宝宝来说就成了"没有得到满足的体验"。这样的体验，只会越来越刺激边缘系的活动。

为了不过度刺激边缘系的活动，爸爸妈妈应该仔细观察宝宝的情绪，要能理解、看懂宝宝现在想要做什么。

促进大脑发育的窍门 ❸ 注意有些事情不要做

除了抑制边缘系的活动外，也要注意不要让宝宝过度兴奋。在额叶开始发育之前，家长要注意不能让宝宝的边缘系过度活动。

- 恐怖、不安或是过度高兴，给予宝宝这些刺激性太强的体验。
- 不让宝宝做他们想做的事情。

- 太多"不能这样做"的禁令。
- 亲子间缺乏交流。

促进大脑发育的窍门 ④ 不要只是"你说给宝宝听",而是要"享受和宝宝的交流"

宝宝在出生后 4 个月~ 1 岁,额叶开始缓慢发育。虽然额叶的作用并不大,但它可以抑制边缘系的活动,这一时期额叶和边缘系的发育最不均衡。每日的育儿生活中,有很多实用性的方法,能促进二者的共同发育。爸爸妈妈们在日常生活中应该加以留心。

其中之一就是,**我们要充分享受和宝宝的对话。**

在宝宝还不会说话时,只是看着他们并对他们微笑也可以。爸爸妈妈们对宝宝发出的"啊—""嗯—"也要做出回应。重要的是,这不是大人单方面对宝宝"说话"的行为,而是亲子间互动,互相回应的"双向行为"。

亲子间的双向交谈 = 会话,这种共鸣感能增加宝宝大脑的血流量,促进额叶的发育。我们在和宝宝说话的时候,要尽量看着宝宝的眼睛说话。当我们回应宝宝时,眼睛也要看向宝宝。不看着宝宝的眼睛,只用声音回应,这只是一种单项交流,对额叶的发育起不到任何作用。

四目相对的"会话交流",能培养宝宝对大人的信任感和亲子之间的感情。我们应该尽可能让宝宝感受到语言交流的"你来我往",这样亲子间才有共同话题和共同感受。

婴儿肌肤感受到的温柔刺激能安抚宝宝的情绪。

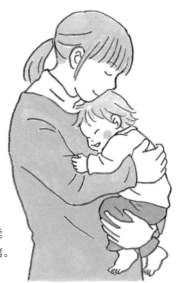

宝宝情绪上的不满有时也会导致夜啼。

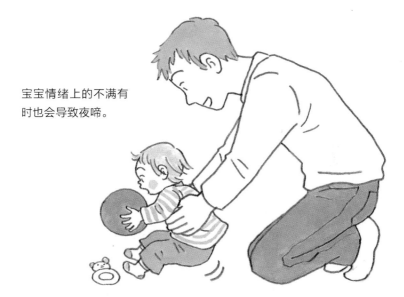

让宝宝安睡的关键　第 4 章

促进大脑发育的窍门 ⑤ **学会忍耐也很重要**

让宝宝做他们想做的事情,尊重他们的心情,这对于避免刺激边缘系是很重要的。

但当宝宝的手伸向闪着光芒的剪刀、小刀的时候,我们应该怎么办呢?宝宝这些行为可能会引发意外情况的产生,所以这时我们应该明确地告诉他们"这是不可以的"。

宝宝突然被制止不可以这样做,很可能他们会大哭大闹。我们可以用他们喜欢的别的事情或游戏来转移他们的注意力,或是抱抱宝宝,安抚他们的情绪。然后我们再通过语言或是动作告诉宝宝为什么不可以这样做。

这种让宝宝逐步学会忍耐的锻炼,对于额叶的发育也是十分必要的。但一味地让宝宝忍耐,只会导致他们的不满情绪越积越多。为了让宝宝学会在"关键时刻"忍耐,我们应该注意平时要多"表扬宝宝""多和宝宝有共同感受",提高亲子之间的信任依赖感。

促进大脑发育的窍门 ⑥ **不要把宝宝交给电视、手机**

宝宝一闹情绪、哭闹,大人就让他们看电视或手机,宝宝的注意力被转移了,可能会不再哭闹。宝宝在10个月之后,更容易对闪光的东西、移动的东西显示出极大的兴趣。开着电视、DVD的话,宝宝就不易哭闹,会安静下来。所以我们是不是有时候想去做点事情，就会把宝宝交给电视、录像等"保姆"？

这样一来，宝宝被画面吸引，不再主动思考，额叶的活动也会缓慢……不仅如此，有时宝宝还会陷入不想看但却欲罢不能的状态（视觉操纵）。智能手机上的儿童 APP 也存在着同样的问题。

另外还有一件很重要的事情。让宝宝看电视并不意味着宝宝能学到语言表达的能力。

宝宝是通过双向互动的交流来学习语言表达的。不光是语言表达，宝宝交流能力的发展和额叶的发育是通过和妈妈这些身边的人的"会话"或是"哄逗"而得到促进的，一味地让宝宝看电视节目或影像并不能促进宝宝语言表达能力的发展。不管让宝宝看多长时间电视，如果只是单纯地放任他们看、不加干预的话，根本不会促进宝宝的语言习得。

但如果是爸爸妈妈和宝宝一起，边交流边看电视，这就成为亲子共同做一件事的"共同体验"。这样才能促进宝宝习得语言，促进额叶的发育。婴幼儿节目也好，英语教育的 DVD 也好，应该把这些作为亲子一起"游戏"的工具，适当加以利用为好。

即便没有放任宝宝玩手机，但晚上哄宝宝入睡时，爸爸妈妈们是不是会躺在宝宝身边玩手机或是平板电脑？手机或平板电脑的光亮会抑制睡眠荷尔蒙褪黑激素的分泌。昏暗房间中手机、平板电脑发出的光亮不仅不利于宝宝的睡眠，也会妨碍爸爸妈妈们的睡眠。

促进大脑发育的窍门 ❼　支持宝宝"尝试新事物"

我们注意到1岁左右的孩子很多时候会表现出"我想自己做做看""我自己做"（有时，如果爸爸妈妈们也想让宝宝尝试着做某件事情的话，可能就不太会注意到这一点）。这是促进额叶快速发育的好机会。我们应该尊重宝宝的想法，只要不是危险的事情，应该允许他们尝试。

当然宝宝未必一开始就做得很顺利，很多时候事情并不像他们预想的那样。但请家长们一定不要因此就制止宝宝，或是立刻伸出援手，甚至代替宝宝先做好。"自己思考""自己尝试"这才是促进额叶发育的关键。因此，这需要大人和宝宝都留出充足的时间来做这些。若是时间紧迫，大人也会没有耐心一直等待宝宝做完。全力支持宝宝去尝试，宝宝失败了，我们就给予鼓励；宝宝做成了，我们就大力表扬。

即便尝试不顺利、失败了，但宝宝会思考"下次应该怎样做"，这才会促进额叶发育，培养他们控制情绪的能力。

一起说着话看电视,就成为了亲子间的"共同体验"。

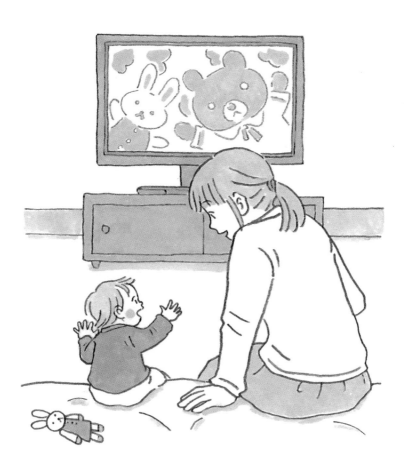

让宝宝安睡的关键 第4章

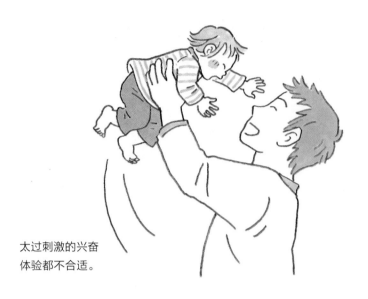

太过刺激的兴奋
体验都不合适。

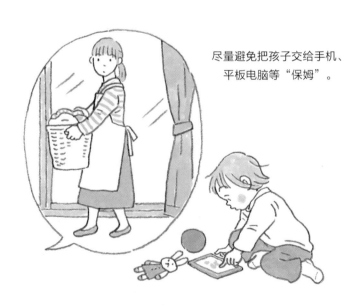

尽量避免把孩子交给手机、
平板电脑等"保姆"。

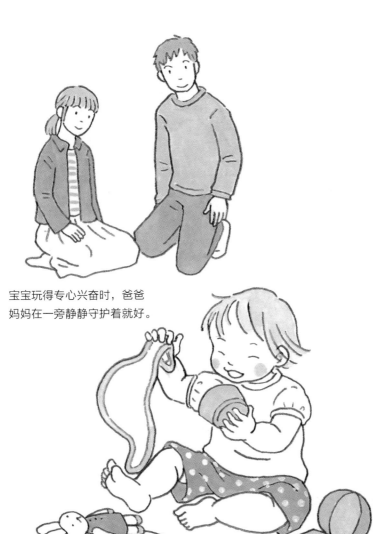

宝宝玩得专心兴奋时,爸爸妈妈在一旁静静守护着就好。

> 小 贴 士

宝宝在哭,为什么爸爸还不醒?

夜晚宝宝哭得很厉害,但爸爸丝毫没注意到,依旧睡得很香很沉,半夜起来哄宝宝的总是妈妈。一样睡在同一间屋子,为什么爸爸却还能安睡呢?

我们常常会听到"母性"这个词,虽然程度有所不同,但男性也有"母性"。婴儿出生后,爸爸越早亲近婴儿,他们的母性就会越早地被挖掘。爸爸们夜里醒不来的一个很大的原因在于大脑结构的不同。男性不如女性会育儿,关于大脑的科学研究已经证明了这一点。

产后新手妈妈受体内荷尔蒙激素分泌不平衡的影响,导致妈妈睡眠浅,这也造成妈妈对婴儿的动静和哭声反应敏感。和生完宝宝身体产生变化的妈妈不同,爸爸们的体质没有任何变化,所以他们对婴儿夜里的哭声并不敏感,这或许也是一件让人无可奈何的事情。

但婴儿每晚的哭闹的确让人疲惫不堪。妈妈们可以把这种辛苦讲给爸爸听，让爸爸了解这种辛苦。爸爸们因为育儿知识不足，所以妈妈们可以直截了当地要求爸爸们"宝宝晚上的哭闹让我很疲惫，所以希望你晚上可以替我起来哄哄宝宝"。

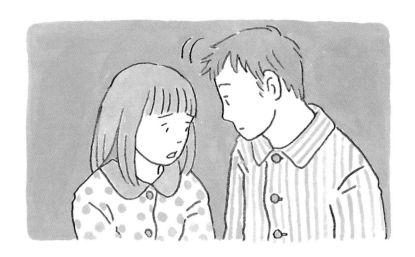

爸爸妈妈精神愉悦，宝宝也会感到高兴。爸爸妈妈情绪稳定，宝宝也会有安全感。宝宝就是反映爸爸妈妈状态的一面镜子。

还在月子里的婴儿视力还很微弱，但他们具有能模仿大人、被称为"新生儿模仿"的反射行为。当婴儿到了2～3个月大时，开始逐渐能区分爸爸或妈妈的脸孔、行为，并逐渐读懂大人的表情。到了4个月的时候，婴儿感知妈妈的脸色、周围气氛的能力会更进一步。而且，他们的记忆力也有所发展，当妈妈一副疲倦的表情面对他们时，他们会想起以前和妈妈微笑着四目相对的情形，所以他们会主动像往常一样笑着看着妈妈！

为了让宝宝获得安全感，每天能健康成长，离不开爸爸妈妈们的笑脸。尤其是承担主要育儿重担的妈妈，更需要每天微笑着面对宝宝。在第五章里我希望能帮助大家成为那样的爸爸妈妈。为了宝宝和爸爸妈妈都能睡个好觉……

第5章

让爸爸妈妈今晚都睡个好觉

不需要每次都去安抚宝宝的哭闹

如果每晚都要全身心地安抚宝宝的哭闹,那爸爸妈妈就会疲惫不堪。如果爸爸妈妈情绪不好就无法微笑着哄宝宝,对宝宝情绪的掌控就容易不稳定,有时反而会造成宝宝哭闹得更厉害。

这对于宝宝来说,既无法锻炼他们的忍受、忍耐力,有时还会抑制其额叶的发育。

夜晚原本就是睡觉的时间。宝宝一哭,爸爸妈妈就醒来一直抱着宝宝再次入睡的话,就会让宝宝产生一种错觉"半夜醒来也完全没问题"。这同时也意味着大人间接允许了宝宝在原本应该睡觉的夜晚醒来这件事。

那么,我们应该怎么做呢?

爸爸妈妈觉得很困的时候,可以不去理会宝宝的哭闹。但放任不管的时间应控制在 30 分钟以内。通常,因"情绪上感到不适"而哭闹的婴儿,哭个 30 分钟的话,就会哭累了自己再次入睡。

如果婴儿哭闹超过了 30 分钟,那有可能他们是因为"身体上的不适"而哭闹。这时,我们就要再次查看一下婴儿的身体有何异常或是观察一下他们与平时有什么不同。

当然,这并不是说宝宝每次哭闹我们都不要理会。妈妈的精力没问题的话，哄一哄宝宝，会让宝宝感到非常高兴。但妈妈若执拗于"必须要安抚大哭大闹的宝宝"的强迫性观念而每次都要安抚宝宝的话，结果可能就是睡眠不足导致自己的情绪不稳定。事实表明这有时反而造成妈妈无视或虐待宝宝。

抱一抱，哄一哄，宝宝还是哭个不停的话，爸爸妈妈可以先把宝宝放在床上，自己做个深呼吸，喘口气调节一下情绪，接下来的 30 分钟可以继续观察宝宝的情形。

爸爸妈妈有时也会想哭吧

"我虽然已经是妈妈（我虽然已经是爸爸），但我也想哭！"

照顾晚上爱哭的宝宝，爸爸妈妈是十分辛苦的。尤其是第一次做父母的新手爸妈，既不熟悉育儿的很多事情，自己又睡眠不足，非常疲惫辛苦。这时，若不管自己如何也要安抚哭闹的宝宝，但宝宝就是一直哭个不停，爸爸妈妈会觉得自己也想哭，有时爸爸妈妈甚至会朝宝宝发火。

睡眠不足会减弱额叶对边缘体的控制作用，这并不仅仅只有宝宝会这样，大人也一样。前面的"夜啼的相关危害"一节中介绍过，爸爸妈妈如果睡眠不足，其额叶活动也会减弱，导致无法自如地控制情绪。因此，爸爸妈妈如果感到自己情绪不稳定，请一定不要太过自责。

但要提醒爸爸妈妈注意下面一点。

就是当自己流泪哭啼、生气发火的时候，一定不要让宝宝看到。

宝宝看到爸爸妈妈发怒的表情、悲伤的神情或是感受到爸爸妈妈的不安时，他们会哭闹地更厉害。从而会造成大脑边缘系更加兴奋，引发宝宝夜啼→爸爸妈妈睡眠不足→爸爸妈妈烦躁、情绪不稳定→感受到这些的宝宝更容易夜啼，如此一来就陷入一个恶性循环里。

作为父母，爸爸妈妈们也不希望宝宝看到自己哭泣或发怒的样子吧。

爸爸妈妈睡眠不足的话，也会无法自如地控制情绪。虽然这是很情绪化的表现，但也不要过于责备自己。

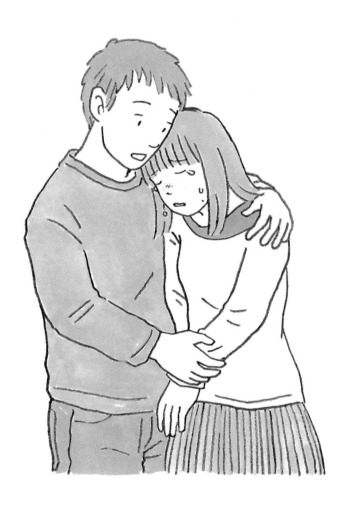

让爸爸妈妈今晚都睡个好觉　第 5 章　　137

没有唯一"正确的育儿方法"

每个宝宝运动能力、认知能力的发育进度都是不同的。有的宝宝有很强的好奇心,而有的宝宝小心翼翼,有活泼的宝宝,也有十分安静的宝宝。宝宝的个性可以说是各不相同。

如果你和朋友几乎在同一时间生了宝宝,请你一定不要在宝宝间进行比较。再有就是不要照搬育儿书上写的东西,即便你的宝宝到了一定的月龄但其发育状况和育儿书上写的不完全一致,你也一定不要失望。

育儿过程中,没有任何一种适用于所有宝宝的通用的"正确方法"。如果有的话,那也只能是"适合自己家宝宝的育儿方法"。

容易失败的育儿法

虽然没有唯一"正确的育儿方法",但好像"容易失败的育儿方法"的确存在。最典型的代表就是坚持或坚信"必须要这样做"的想法。

比如有人在育儿过程中坚持"必须批评"的极端方法。宝宝的大脑是具有很强的适应性的,总是批评宝宝的话,宝宝的大脑就会产生抵抗性,批评也会失去效力。相反,如果家长秉承"不可以批评宝宝"的原则,对宝宝不正确的行为不加以指正,宝宝就无法学会忍耐,可能会阻碍宝宝额叶的发育。

不要偏执于一味的表扬或批评，而是表扬和批评两种方法结合使用，根据具体情况选择恰当的教育方法，育儿方式要做到随机应变、因时制宜、丰富多样。

既不要只批评，也不要只表扬，爸爸妈妈自己要掌握分寸。任何情况下，最重要的就是根据宝宝的个性和成长发育的不同阶段选择合适的教育方式。既有批评，也会表扬，这样的教育环境中，宝宝才会健康成长。

有时也需要偶尔"偷懒"一下

每个宝宝都是父母的宝贝，父母自然会觉得一定要全心全意、万无一失地照看宝宝。这是理所当然的，但任何事情都有过犹不及的一面。

宝宝睡觉、外出散步、喂奶的时间，所有细节都完全按照育儿书上的时间安排来做。所有的辅食都亲力亲为，亲自制作。这么严格地按照育儿书来安排时间，但到了书上说的睡觉时间，宝宝却根本不愿意睡觉；还没到书上建议的起床时间，宝宝却醒了并大哭；自己辛苦做的辅食宝宝却并不喜欢，不愿意吃……

这些都是常常会发生的情况，宝爸宝妈们越是神经质地拼命恪守规定，宝宝像是察觉到了大人的焦虑心情，就会越不听话，大哭大闹。如此一来，宝爸宝妈和宝宝的压力都会越来越大,有时这也会造成身体出现不适反应。

为了避免出现这样的情况,我们要适当地放松、偷懒一下。爱得越深并不意味着事无巨细,不会有人因为你偶尔的放手而指责你。

具有智慧的放手方式,其关键在于"在宝爸宝妈自己能接受的范围内"放手。"为了自己能轻松一些而偷懒",没必要因此而责备自己。宝爸宝妈偷懒一下的目的是为了自己能稍微轻松一些,这并不意味着以后的育儿环节都可以放手不管。

比如,如果不想在给宝宝喂奶或添加辅食的环节上偷懒,那妈妈就可以在大人的饮食上选择半成品的熟食等食物,借以减轻一下负担。育儿需要宝爸和家人的帮助配合,家人之间充分交换意见,确定一个大家都能接受的方法和规则为好。

当然,如果放手反而会让你觉得不安的话,那不偷懒的确是个明智的选择。不管怎样,最重要的就是在育儿的过程中,宝爸宝妈的身体和精神都能保持轻松的状态。

育儿有"抽身而退"的空间吗

婴儿出生后,妈妈就进入了一个"每天 24 小时且全年无休"的育儿模式中。妈妈若得不到他人的任何帮助,其疲劳和压力可想而知。妈妈有时也需要把婴儿交给爸爸或其他家人照顾，要拥有从"妈妈工作"解放出来的休息时间。

和朋友一起吃个饭、去美容院做个美容、逛街购物，这都是妈妈们喜欢做的事情吧。如果爷爷奶奶住在附近的话，还可以把婴儿交给爷爷奶奶照看一下，夫妻二人一起享用美食，享受一下二人世界也是不错的休息。这样的轻松时刻，可以放松宝爸宝妈的精神，也能帮助他们一直心情舒畅地面对育儿生活。

当妈妈感到一个人太辛苦，苦恼和不安无法排解的时候，和家人的交流尤为重要。不要多虑，尽管寻求爷爷奶奶、朋友、亲戚或社区的邻居等身边的人的帮助。

如果身边没有家人朋友可以求助，妈妈们还可以利用行政服务中心的服务或那里的设施。这时可以咨询地区保健中心、育儿支援中心或是自己常看的小儿科医生。

妈妈们在照顾的是创造未来的"小人"，是一项伟大的工作。在育儿过程中感到疲劳、压力的时候，请不要一直忍受，要说出来，发泄出来。要学会向身边的亲人朋友和各种行政机构寻求帮助。

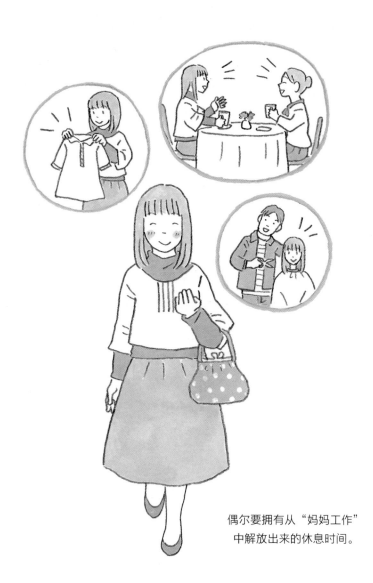

偶尔要拥有从"妈妈工作"中解放出来的休息时间。

放手让宝爸哄宝宝入睡

要学会不是"非妈妈陪睡不可",而是"一定要爸爸陪睡"。

爸爸早下班回家或节假日里,爸爸能代替妈妈陪宝宝入睡的话,妈妈一定会非常高兴吧。这也能让妈妈获得很大程度的轻松解放,所以妈妈们可以试一下这个办法。

提醒妈妈们注意的是,晚上宝宝想睡觉的时候也正是他们的额叶功能低下,无法忍受"不愉快"的时间段。而且,宝宝还需要比白天更舒适的睡眠环境,所以哄宝宝睡觉对大人而言其实是一个很大的考验。

想攻克这个难关,关键就是爸爸们要像白天照顾宝宝的妈妈那样(或是接近妈妈的方式)对待宝宝。如果宝宝白天信任、喜欢爸爸的照顾,那可以先让爸爸尝试哄宝宝睡午觉。如果爸爸可以很好地哄宝宝睡午觉,那就可以让爸爸白天尽情陪宝宝玩,充分消耗宝宝的体力,晚上就比较容易哄宝宝入睡。

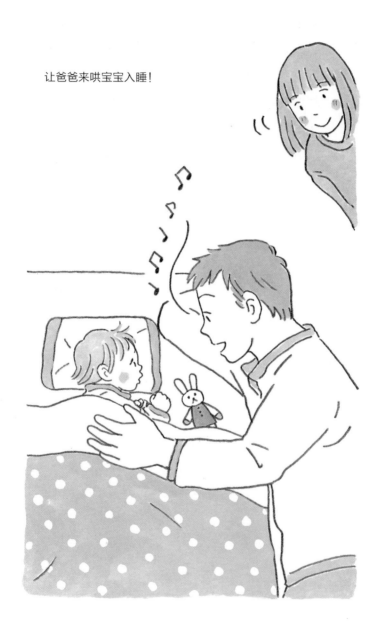

如果宝宝肚子饿的话，就无法安然入睡，但爸爸又无法喂奶。这时只要爸爸能做到熟练地用奶瓶喂奶，喂饱宝宝就可以哄睡了。

但一直母乳喂养的宝宝，在出生 3 个月以后，会变得排斥使用奶瓶。如果妈妈不光是希望爸爸能帮助自己照看宝宝入睡，还打算重新工作的话，那在宝宝出生 3 个月之前，最好采用母乳和奶粉混合喂养，让宝宝习惯使用奶瓶。

在宝宝出生 10 个月以后，爸爸晚上陪宝宝入睡时有几个注意事项。

第一个是爸爸要和妈妈一样，给予宝宝同样的睡前仪式。如果爸爸陪宝宝入睡的睡前仪式不同，这会让宝宝觉得很困扰。

还有一点，对于宝宝而言，爸爸是否扮演着只是陪宝宝玩耍的那个角色？

如果宝宝对于爸爸的印象就是一个玩伴的话，那就需要格外注意。到了睡觉时间，宝宝看到爸爸或许会以为"爸爸来和我玩了！"，因而兴奋不已。即便宝宝还想玩，但大人决不能满足他们的要求，要有耐心地告诉他们现在不是玩耍的时间，宝宝应该睡觉了。

让宝宝适应"爸爸陪我入睡，我也能安心睡觉"，或许会需要一些时间。对于爸爸的毛手毛脚，妈妈一定要有耐心，尽量不要指手画脚，加以干涉。

如果真的无计可施，也可以尝试服用中药调理

公元五世纪左右，中药由中国传入日本，扎根日本并获得了独特发展。治疗时使用的中药是直接利用天然草药加工制成的"中药剂"。西方医学中使用的西药虽然药效明显，但常伴有一些副作用。与西药不同，中药虽药效没那么快，但其药效和安全性都是不容置疑的，副作用也小，这都是中药的优点。

有些中药在治疗婴儿夜啼方面，自古以来都很有疗效。这些中药有的大人也可以服用。有的中药大人孩子可以一起服用，当然一般宝宝在3个月以后才可以服用中药。

中药对于睡眠质量不好的宝宝以及被宝宝长时间的夜啼搞得精疲力尽的爸爸妈妈来说副作用都很小，非常安全。建议家长朋友们不要太压抑，放松心情，必要时寻求小儿科医生的帮助。

发育障碍和夜啼的关系

通常，在宝宝4岁前后时，额叶已获得充分发育，95%的夜啼此时也基本能自愈。那无法自愈的剩余的5%是什么情况呢？

有研究数据表明，5%～10%的人会患有不同程度的发育障碍疾患。他们中很多人会出现体内生物钟紊乱的问题，

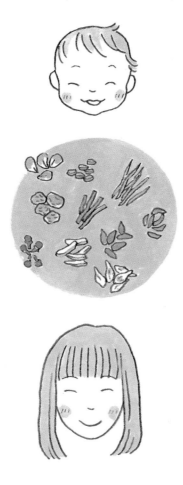

宝宝和妈妈一起尝试服用中药调理睡眠,也是一个办法。

很多时候就表现为睡眠障碍。

最近的研究表明，一般孩子的睡眠障碍发生率在 25%~40%，但有发育障碍问题的孩子其出现睡眠障碍的比率在 40%~80%。研究还显示，在幼儿期出现睡眠障碍的孩子，很有可能在以后会出现注意力不集中·多动症障碍（ADHD）。

不过，发育障碍不容易被诊断出来，只有在 4 岁以后才能确诊。这是因为 4 岁孩子的额叶已充分发育，孩子的性情基本定型，体内生物钟也已形成，夜啼一般在这一时期能得以自愈。

由不稳定的情绪控制引发的夜啼，如果在宝宝 3 岁以后依旧得不到改善，那有可能就是因为宝宝出现了发育障碍。家长应密切关注孩子的发育状况，有需要的话应去儿科就诊。

在宝宝 4 岁左右能确诊之前，就像第 4 章介绍过的那样，我们应该调整生活节奏，多和宝宝相处玩耍说话，由此促进他们额叶和体内生物钟的发育。

前面我们介绍过，阳光能抑制促进睡眠的褪黑激素的分泌，能调整体内生物钟，尤其清晨的阳光，是促进血清素这种神经传递物质分泌必不可少的条件。血清素不足的话，宝宝容易焦躁不安，也容易导致睡眠障碍，家人们要互相配合，养成早睡早起的好习惯。如有必要，还可以去专业医疗机构咨询。

小 贴 士

产后抑郁？不要忽视这些危险信号

　　据说在女人的一生中，孕期和生产后，是最容易出现抑郁的时期。抑郁会让她们变得不安、失去自信、焦躁、思考时消极悲观。其结果会造成一个哺乳期的妈妈对于育儿变得不自信，自责"自己是个不称职的妈妈"，精神上的紧张有时会导致她们扬起手掌挥向宝宝。

　　除去遗传等因素，产后妈妈容易出现抑郁的最大原因可能就是因为婴儿"夜啼"。

　　不仅育儿过程中有很多原因造成压力，怀孕·生产导致女性荷尔蒙变化，由此造成她们抵抗压力的能力也随之下降。无法应对压力的大脑变得迟钝，体内生物钟和情绪管理也产生混乱。这就是产后抑郁的原因。

　　婴儿的"夜啼"可以说是造成妈妈压力最大的原因之一，"夜啼"导致妈妈睡眠不足，影响大脑功能，妈妈的生活节奏被打乱，失眠休息不好，睡眠不足进一步恶化，情绪越发不稳定……如此不断恶性循环下去。

　　宝宝能敏感察觉到妈妈表情和状态的变化。妈妈的不安也会造成宝宝产生不安情绪。

当妈妈感觉到"自己可能有些抑郁"的时候，不要犹豫，尽快寻求身边家人朋友的帮助。爸爸、家人要做妈妈强有力的后援。有必要的话，还可以寻求专业医师的治疗。

妈妈、宝宝还有你们的家人要一起快乐地度过每一天。

结束语

大家知道世界上最辛苦最费心费力的工作是什么吗？

一周要工作 135 个小时以上，要求具备各种领域的知识和经验，全年无休。圣诞节、新年前后工作时间、工作内容有增无减。而且，这都是无偿劳动……

这是美国 Postcard 公司为母亲节特别活动制作的视频中描述的"妈妈这个职业"的工作内容。

妈妈的工作中，可以说是最辛苦的一项内容就是应对宝宝的夜啼。妈妈的工作是一项睡眠时间被不定期缩短、异常辛苦的工作。

人的睡眠时间被缩短的话，精神就容易抑郁低迷。妈妈作为宝宝最亲密的养育人，如果妈妈出现了抑郁症状，只会加剧宝宝的夜啼和他们精神上的不安情绪。如此一来，妈妈的睡眠时间会被更加缩短，抑郁症状也会越来越严重。

包括夜啼在内的宝宝哭啼的机制本身，目前还没有充分的科学解释，但这本书想告诉大家的是从脑科学可以推理出的事情和小儿科医生所了解的知识。我自己本身也是一名科学研究人员，我只愿意告诉大家已经得到科学证明的事情。但面对奋战在育儿第一线的读者朋友们，我还想把我作为一名父亲的经验分享给大家。

生下宝宝,并不意味着你一下子就变身成了一名"母亲"。要有耐心,好好地享受育儿过程,同时要为宝宝创造一个能健康成长的环境。

你的付出终将获得回报。

你一定会感受到育儿的快乐。

小山博史